走出抑郁，『更』逍遥

——知名中医带你摆脱更年期抑郁症阴霾

ZOUCHU YIYU GENGXIAOYAO
ZHIMING ZHONGYI DAINI BAITUO
GENGNIANQI YIYUZHENG YINMAI

耿嘉玮 主编

中医古籍出版社
Publishing House of Ancient Chinese Medical Books

图书在版编目（CIP）数据

走出抑郁，“更”逍遥：知名中医带你摆脱更年期抑郁症阴霾 / 耿嘉玮主编 . -- 北京：中医古籍出版社，2024.11

ISBN 978-7-5152-2630-9

Ⅰ . ①走… Ⅱ . ①耿… Ⅲ . ①更年期—抑郁症—中医治疗法 Ⅳ . ① R277.794

中国国家版本馆 CIP 数据核字 (2024) 第 009118 号

走出抑郁，“更”逍遥—— 知名中医带你摆脱更年期抑郁症阴霾

耿嘉玮　主编

策划编辑　郑　蓉
责任编辑　王安琪
封面设计　艺点锦秀
出版发行　中医古籍出版社
社　　址　北京市东城区东直门内南小街 16 号（100700）
电　　话　010-64089446（总编室）　010-64002949（发行部）
网　　址　www.zhongyiguji.com.cn
印　　刷　北京市泰锐印刷有限责任公司
开　　本　710mm×1000mm　1/16
印　　张　18.25
字　　数　278 千字
版　　次　2024 年 11 月第 1 版　2024 年 11 月第 1 次印刷
书　　号　ISBN 978-7-5152-2630-9
定　　价　78.00 元

编委会

主　编　耿嘉玮

副主编　张　聪　乔会秀　郑　蓉

编　委（以姓氏笔画为序）

王　霜　乔会秀　刘丹彤　安慧妍
孙　晨　孙巧思　李　侠　李云波
杨秀岩　吴　爽　张　聪　张发明
郑　蓉　耿嘉玮　徐萍萍　韩　丽

内容提要

“更年期”通常被用来通俗地指代医学中的“围绝经期”。更年期是人生的一个必经阶段，被称为人生的“第二个青春期”，男性和女性都会面临更年期问题，我们不必为此感到格外害怕或忧虑。但与此同时，需要注意，更年期也是人体机能发生较大转变的时期，如果此时患上一些疾病，会格外影响我们的身心状态和生活质量。更年期抑郁症是临床上比较常见的一种疾病，往往给患者及家属带来很大困扰。

本书以更年期抑郁症为主题，通过对常见问题的解答，深入浅出地介绍了更年期抑郁症患者需要了解的关于抑郁症、更年期、更年期抑郁症的理论知识，以及更年期抑郁症的就医须知、治疗方法，并介绍了更年期抑郁症患者如何自我处理常见的健康问题、如何自我照顾、如何做一个内心强大的人。与此同时，书中还讲解了面对更年期抑郁症患者，家人应该怎么办，以及在生活中如何预防更年期抑郁症。书中介绍的方法涉及生活中的方方面面，具有中医特色，又有很强的实践性，希望通过阅读本书，可以帮助更多的更年期抑郁症患者走出阴霾。

目录

第一篇

关于抑郁症你应该了解的知识

1.什么是抑郁症?

抑郁症，又称为抑郁障碍，是一种常见的危害人体身心健康的精神障碍性疾病，以显著而持久的、与所处环境不相称的心境低落为主要特征。临床表现为心情抑郁，情绪不佳或情绪低落，并伴有思维迟缓、兴趣减退、主动性下降，可伴有认知障碍和躯体症状，严重者可以出现强烈的厌世情绪，甚至出现自杀、自残的想法或者行为。

患者的这种心境低落持续时间长，一般超过2周，可达到数月甚至数年。患者的情绪基调是低沉和灰暗的，总感觉压抑、郁闷、苦恼、悲伤、孤独、活着没有意思。这种情绪低落跟境遇无关，不受具体事物影响，常常会使人感到悲观绝望、痛苦煎熬、度日如年、生不如死。外在表现可见低头少语、眉头紧锁、眼神忧伤、目光呆滞、口角下垂、面容憔悴、唉声叹气、交谈时潸然落泪等。这些症状有昼重夜轻的特点。

患者的愉快感、兴趣感和情感体验减退或消失，表现为:

①愉快感体验减退或消失　对外界事物所具有的欢乐性、愉快性失去感受能力，即使遇到令人高兴的事物，也无法获得高兴、愉悦的体验。低落、抑郁的心情得不到改善，总感觉高兴不起来，即使理智上知道事情是令人高兴的，但是内心却生发不出快乐的情感。愉快感体验不能有时是抑郁症的首发症状。

②兴趣感体验减退或消失　表现为对原本感兴趣的爱好、事情兴趣减退，严重者对外界的一切事物都提不起兴致，什么事情都不想干，觉得了无生趣。

③情感体验减退或消失　表现为缺乏对客观事物的情感体验，感情麻木，不仅无法感受高兴、愉快的事情，悲伤、难过的事情也无法感受。比如亲友病故，明知这是令人悲痛哀伤的事情，但自己内心却体验不到哀伤的情绪。

此外，还有一种情况，是患者可以体验到外界事物的喜怒哀乐，但是却不能把这种内心体验通过语言、表情等途径表达出来，比如内心很高兴，但是无法露出高兴的笑容，或者内心很悲伤，但是却哭不出来。患者很清楚这是异常的表现，并且为此感到痛苦。

2. 我总是心情不好，是得了抑郁症吗？

抑郁症最明显的表现就是心情不舒畅，但心情不舒畅不代表就患了抑郁症，这种情绪不畅可以是一种正常的抑郁情绪。那么，如何判断这种心情不舒畅是正常的情绪变化还是抑郁症呢？

①二者产生的原因不同　正常的抑郁情绪通常有明确而合理的原因，例如和朋友或家人因为某些事情相处不愉快，这种不良情绪通过自我调适或向他人倾诉可以在短期内纾解。而抑郁症的抑郁情绪发作可以没有明确的原因，无法简单地通过自我情绪调节或向他人倾诉等方式解决，容易反复发作。

②二者持续的时间不同　一般正常的抑郁情绪不超过 2 周，往往通过情绪调节，很快就能缓解。抑郁症的抑郁情绪持续时间长，当抑郁情绪持续 2 周以上，就有可能是患了抑郁症，需要去专业机构明确诊断。

③二者的临床表现不同　正常的抑郁情绪程度一般较轻，对学习、工作、生活影响不大。而抑郁症的程度较为严重，表现为对任何事情都缺乏兴趣，无法进行正常的社会交往，对学习、工作和生活影响较大，患者的社会功能和生活质量明显下降，严重者会产生自杀的行为。

3. 抑郁症患者的思维和认知有哪些改变？

①意志活动呈显著、持久的抑制状态　表现为有做事的动机和目的，知道事成后可获得回报，但缺乏克服困难完成事情的行动力，总感到力不从心，最终变得不想做事，不想上班、学习，不愿外出，回避与人接触交往，不愿参加社会性活动，缺乏主观能动性，只想一个人待在家里，应付基本的生活需要，严重时失去自理能力，甚至达到“木僵状态”。

②精力减退或丧失　表现为精力下降，容易疲劳，难以集中注意力，即使做一些小事也要付出很大努力才能完成，常感到身体虚弱、疲惫不堪，精神萎靡不振。

③精神运动迟滞　表现为思维联想速度缓慢，思路闭塞，反应迟钝，感觉“脑子好像生锈了”“脑子像涂了一层糨糊一样”，言语缓慢，声音低沉，有气无力，回答问题变得十分困难，一个简单的问题也需要很长的思考时间，无法流利地表达，经常简单地回答“不知道”“没想过”，严重者甚至无法顺利与人进行交流。

④认知功能受损　抑郁症患者的认知功能可能出现损害，表现为感觉障碍、知觉障碍、感知综合障碍，以及注意力、记忆力、综合概括能力、思维联想能力、分析推理能力等出现障碍。比如经常忘事，注意力难以集中，抽象思维、思维灵活性等能力下降，学习新知识困难，语言流畅性差，空间知觉、眼手协调等能力减退。

以上这些思维、认知功能障碍会导致患者的工作、学习、生活能力下降甚至丧失，但是对于抑郁情绪相关的想法却不一定迟钝，如看到别人生气，会说是自己造成的，这也是自责自罪的表现。如果有自杀想法，会进行周密计划，并能抓准时机，动作迅速地施行，一点儿也不迟滞。这些情况表明，抑郁症并不是让人“变傻了”，只是由于心理、情志因素导致大脑的思维活动受到限制，不能正常运转了。

4. 什么是“木僵状态”？

“木僵状态”是一种严重的精神运动性抑制，表现为动作、行动和言语活动的减少或完全抑制。轻者言语和动作明显减少或迟缓，又称“亚木僵状态”。重者全身肌肉紧张，随意运动被完全抑制，表现为面无表情地呆坐、呆立或呆卧，不食、不语，对体内、体外的各种刺激没有反应。多见于精神分裂症、严重抑郁症、急性应激障碍及某些脑部疾病患者。因此，有患者曾经开玩笑说，自杀不一定是最严重的抑郁症表现，但自杀可以导致最严重的结果。严重的抑郁症常表现为木僵状态，这时候完成自杀这种行为对于患者来讲是有困难的，因为患者的随意运动已经被完全抑制了。

5. 什么是双相情感障碍?

双相情感障碍又称双相障碍，是一类以情绪高涨和低落反复、交替、不规则出现为主要表现的精神疾病，既有躁狂症发作，又有抑郁症发作，故名躁郁症。

躁狂发作期患者表现为情感高涨、言语活动增多、精神轻松愉快、精力充沛、思维敏捷、过高地评价自己的才能和地位等。抑郁发作期则常表现出情绪低落、言语活动减少、愉快感丧失、反应迟钝等症状。躁狂和抑郁反复发作的同时伴有注意力分散、轻率、夸大、高反应性、思维奔逸、睡眠减少等紊乱症状，并常见焦虑症、强迫症、滥用金钱，甚至出现幻听、被害妄想症、精神高度紧张等精神病症状。

躁郁症的病程表现多样，有发作性、循环往复性、混合迁延性、潮起潮落式等复杂表现形式，如 3 个抑郁期发作跟着 2 个躁狂期发作，每次发作持续 3 个月到半年不等，一般两次发作之间（即间歇期）患者的社会功能相对正常，但会对大脑功能造成一定程度的损害。反复发作后，发作频率会越来越快，病情也越发复杂。绝大多数患者的发病年龄小于 50 岁。反复单相发作表现为躁狂者称为躁狂症，单相发作表现为抑郁者称为抑郁症。单相抑郁指病史中只有抑郁发作而没有躁狂发作史，内源性抑郁症绝大部分属于此类。

6. 什么是心境恶劣？

心境恶劣指一种以持久性心境低落状态为主的轻度抑郁症，通常表现为一天 24 小时都感到悲伤，并且这种情况每天都发生，时间超过 2 年，此间的症状缓解期一般不超过 2 个月。这种心境恶劣一般可以持续很多年，有时甚至会贯穿于一个人的一生。患者没有明显的精神运动性抑制，没有精神病性症状，生活和社会功能不受严重影响。这种持久性的心境低落具有感染性，并且与自身体验和周围环境有一致性。心境恶劣也可以恶化为更严重的抑郁症，多达 50% 的心境恶劣患者以后会患较重的抑郁症或双相情感障碍，这种改变是逐渐发生的，容易被忽视。

心境恶劣可以在儿童期和青春期首次发作。在成人中，心境恶劣的女性患者数量是男性患者的 2 ~ 3 倍。心境恶劣的患者可能同时患有另一种心理或躯体疾病，如可能患有恐惧症、焦虑症或者人格障碍等心理疾病，而多发性硬化症、甲状腺功能减低症和获得性免疫缺陷综合征（艾滋病）等躯体疾病也会表现出心境恶劣的症状。患有智力障碍、焦虑症、注意力缺陷多动症的儿童或青春期患者可能同时患有心境恶劣，但未被诊断。

7. 抑郁症患者也会焦虑吗？

是的。焦虑是抑郁症最常见的伴发症状，约有 60% 以上的抑郁症患者伴有焦虑情绪。抑郁症患者的焦虑被称为“本能的焦虑”，它是精神病性抑郁症的必有症状。从实际表现来看，所有抑郁症患者都会有惶恐不安的内在体会，或多或少地表现出一定程度的焦虑情绪。

患者的焦虑情绪表现为夜晚失眠，无明确客观对象地提心吊胆、忧心忡忡、紧张恐惧等，惶惶不可终日。可伴有自主神经功能紊乱症状，如心悸、汗出、手抖、尿频等。严重焦虑者可出现激越现象，表现为极度地紧张不安、慌乱惊吓、坐立不安。部分患者可出现易激惹表现，即对刺激性事件极度敏感，常因小事暴怒，表现为争吵、吼叫，甚至情绪失控而做出打骂家人、摔东西等过激行为，这些表现甚至可掩盖其内心的抑郁心境。

8. 抑郁症的躯体症状有哪些？

躯体症状是抑郁症常见的伴随症状，可涉及多个系统，常表现为睡眠障碍、精力减退、食欲减退、体重下降、便秘、全身疼痛不适等非特异性躯体症状，以及性功能减退、月经紊乱等内分泌功能障碍。躯体症状有晨重夜轻的特点，即在早晨躯体的不适会加重，而下午和晚上会减轻。但是有些心因性抑郁症患者的症状与此相反，表现为晨轻夜重。

一些以非特异性躯体症状如头晕头痛、恶心呕吐、心慌胸闷、心悸气短、心前区疼痛、肌肉跳动或抽动、尿频尿急、嗜睡或失眠等为主要表现的患者，精神症状往往不严重，患者的抑郁、焦虑等负面情绪常被认为是身体状态不佳引起的，而导致他们的抑郁症被忽略。这样的患者首次就诊往往在综合性医院的相关科室如心内科、消化内科等，常被诊断为“自主神经功能紊乱”“更年期综合征”“神经症”等，但通过常规治疗往往无法达到明显疗效；也有一些患者被医生告知检查结果未见异常，无须治疗，安心回家休养。

以上躯体症状经抗抑郁治疗后，一般都能够得到改善，这属于“隐匿型抑郁症”。这种类型的抑郁症心理症状容易被忽略而导致误诊，需要特别关注。因此，如果发现了持续不断且原因不明的躯体症状，要排除隐匿型抑郁症。

9. 抑郁症患者睡眠障碍的表现是什么？

睡眠障碍是抑郁症患者最常出现的躯体症状之一，约有 80% 的抑郁症患者会有不同程度的睡眠障碍，主要表现为入睡困难、睡眠浅、早醒等。早醒是抑郁症患者最为常见的睡眠障碍症状，表现为患者虽可以顺利入睡，但睡后数小时即苏醒，一般在凌晨两三点左右，醒后难以再次入睡。早醒症状对诊断抑郁发作具有特征性意义。有些患者睡眠障碍表现为入睡困难，上床后半小时甚至数小时仍难以入睡，这类患者常伴有焦虑症状。还有患者会有睡眠感的缺失，表现为虽然睡了一整夜觉，但是患者本人却认为自己彻夜未眠，这在临床上称为“主观性失眠”，镇静安眠药物对这类患者往往没有疗效。此外，还有少数患者的睡眠障碍表现为睡眠过多，此类常见于季节性情感障碍者。

10. 抑郁症患者的食欲和体重变化有哪些?

抑郁症患者常出现食欲减退，这种食欲减退不同于常人出现的易于纠正的食欲减退。患者常表现为进食欲望减退，唾液分泌减少，觉得任何食物都食之无味，即使对于以往非常喜爱的食物也失去了兴趣。病情轻者进食量不一定明显减少，体重改变在一段时间内可能不明显。而病情重者则完全丧失进食的欲望，进食量明显减少，因此体重快速下降，甚至可能导致营养不良。患者还常伴有口干舌燥、口苦、皮肤干燥等症状。食欲减退可能由抑郁症患者胃肠蠕动受到抑制导致，因此，便秘也是抑郁症常见的伴随症状。此外，还有少部分患者，尤其是季节性情感障碍者，会出现短时间的食欲增强、体重增加，或者发作性的饥饿感和饱食。

11. 抑郁症患者内分泌功能障碍有哪些表现?

抑郁症患者的内分泌功能障碍相较其他症状容易被忽视。例如，患者普遍会出现性功能障碍，但在抑郁症早期，有少数患者会出现性欲亢进现象，表现为对性生活的次数要求增多。这种性需求亢进往往是暂时的，是借由性生活来减轻内心抑郁的痛苦，或是出于对爱人的内疚想法等。随着抑郁症病情的进展，亢进会转变为性欲减退。这种性欲减退与情绪低落的发作是一致的，严重时患者甚至完全丧失性欲。有些患者虽然勉强维持性行为，但却无法从中体验到美好。这种变化会给患者带来巨大的心理压力，还可能导致夫妻关系恶化。患者因此有更加强烈的自责感，进而加重抑郁症病情。

女性患者在抑郁症发作期还会表现出月经紊乱、经量减少甚至闭经。在闭经患者中，月经恢复正常可能预示着抑郁症即将好转。

此外，抑郁症患者还常出现因皮质醇分泌增加、甲状腺激素分泌减少等原因导致的相应症状，如肥胖、面色潮红、痤疮、骨质疏松、血压升高、怕冷、乏力、反应迟钝、贫血、大便干结、颜面部及双下肢浮肿、心动过缓等等。

12. 患抑郁症是我的大脑出了问题吗？

大脑是中枢神经系统，是人体的“司令部”，它控制着我们的思维、情感、运动等各种机体功能。大脑通过神经递质来传递指令。神经递质是一种化学物质，它们携带着指令或信息到达由特殊的神经细胞（神经元）组成的大脑网络，通过引发不同的神经冲动来控制机体不同部位的不同行为，如某一部分控制语言，另一部分控制姿势动作等。其中，边缘系统调控着人的情感和生理需要（如性欲等），以及身体的应激反应等。抑郁症患者大脑边缘系统的神经递质发生了改变，从而引发了相关病情。

边缘系统的一个重要组成部分是下丘脑。下丘脑位于大脑基底部，是一个控制中心。下丘脑的功能影响我们生活中的很多方面，如食欲、睡眠、体温、应激反应、性欲以及许多其他功能的调节。另外，下丘脑还调控着脑垂体的功能，而脑垂体控制许多重要激素的分泌。边缘系统的其他部分包括海马和杏仁复合体，它们主要负责调控情感。边缘系统的活动广泛，与情感、内分泌功能关系密切，它的网络中的任何部分出现问题（包括神经递质的功能），都会对人体产生各种形式的影响，这种影响包括改变情绪、行为和睡眠模式等，这也是引发抑郁症不同症状的原因之一。

13. 谈谈那些与抑郁症有关的神经递质

神经递质是一种化学物质，它们在大脑的神经细胞之间来回穿梭、传递信息，是大脑实现生理活动的化学信号。研究发现，大脑中有 3 种神经递质的作用与抑郁症相关，包括 5- 羟色胺（5-HT）、去甲肾上腺素（NE）和多巴胺（DA）。这 3 种神经递质在大脑的某些区域发挥作用，调控人体情绪和行为等，在抑郁症时它们的作用失调。

① 5-HT　5-HT 被认为直接或间接地参与心境的调节，不仅能够调节情绪，并且与抑郁症的产生有很大关系。相关研究显示，5-HT 是与情绪、意志、感情、欲望、思考等信息有关的神经递质，是控制情绪的主要物质，能够直接影响人的喜怒哀乐、食欲、睡眠等。当人体内 5-HT 浓度过高时，人会出现过度兴奋的现象；而当 5-HT 浓度过低时，人又会出现一系列精神和心理上的病态表现，如抑郁、焦虑、惊恐等，其中最主要的是抑郁情绪。5- 羟吲哚乙酸（5-HIAA）是 5-HT 的代谢产物。有研究发现，抑郁症患者和自杀者脑脊液中 5-HIAA 的含量降低，5-HIAA 水平的降低与自杀和冲动行为有关；5-HIAA 浓度与抑郁严重程度呈负相关，其浓度越低，抑郁程度越重。5-HT 缺乏可能与压力、不良生活方式、缺乏户外运动、某些维生素和矿物质缺乏有关。

② NE　在人脑中，大部分的交感神经节后纤维释放的递质正是 NE。在中枢神经系统中，NE 主要存在于下丘脑和边缘系统的神经通路中，它具有维持脑电和行为觉醒，维持体温、血压、情绪及某些神经内分泌功能的重要作用，参与觉醒、意识、情感、食欲、肌张力、性欲、生殖等活动。同时，NE 也聚集在与恐惧和记忆相关的那部分大脑区域中。经典的抑郁症去甲肾上腺素能低下假说，认为是中枢神经系统中的 NE 含量不足导致了抑郁症的发生，NE 含量过高时，则出现躁狂症。

③ DA　DA 属于儿茶酚胺类神经递质，相关神经元细胞体主要分布在

黑质、脚间核和丘脑下部等处。DA 主要负责大脑的感觉、情欲，传递兴奋和开心的信息。从理论上看，增加这种物质能使人兴奋，甚至会令人上瘾。基于 DA 升高可以使人兴奋的原理，很多抗抑郁药物促进体内 DA 释放，从而使人产生愉悦感，缓解抑郁状态。抑郁症也可能是由于大脑内 DA 的缺乏而导致。

14. 还有哪些疾病可能会导致抑郁症？

多种躯体慢性疾病的影响、维生素的缺乏或中毒均可导致抑郁症的发生，这些情况导致的抑郁症属于继发性抑郁症。常见的躯体疾病有以下几种：

①恶性肿瘤　恶性肿瘤患者中抑郁障碍的发生率明显高于一般人群，抑郁也可能是癌症的症状之一。如胰腺恶性肿瘤、脑恶性肿瘤患者经常伴发抑郁症，对于部分脑恶性肿瘤患者而言，抑郁是最早的症状。肿瘤细胞会影响5-HT的分泌，从而导致5-HT失衡，继而诱发抑郁症。另外，癌性疼痛、抗肿瘤药物的不良反应、手术治疗所致的躯体残缺及由此产生的生活不便、生存质量方面的严重影响等，均可能成为抑郁障碍的重要诱因。

②代谢性疾病和内分泌疾病　a. 甲状腺功能减退：患者可出现与抑郁症相类似的症状，其中思维、情感和行为的抑制尤为突出，患者的反应性和警觉性下降，严重者可出现抑郁性木僵。b. 甲状旁腺功能亢进症：这是一种以甲状旁腺分泌甲状旁腺激素过度为特征的疾病。大约有一半的甲状旁腺功能亢进症患者会患上抑郁症。c. 糖尿病：糖尿病所引起的最常见的精神症状是心境低落，约25%的糖尿病患者同时患有抑郁症，且糖尿病患病人群的自杀或自杀未遂发生率是一般人群的3倍，因此糖尿病是继发性抑郁症发生的重要危险因素之一。过分担心可能出现的躯体脏器损害和并发症、血糖紊乱和神经内分泌的异常，以及糖尿病的饮食限制所导致自我护理工作量的增加、给患者生活带来的诸多不便等，都是可能导致糖尿病抑郁症的诱因。

③心血管系统疾病　15%～20%患有心力衰竭的患者可能会患上抑郁症，冠心病和风湿性心脏病也是抑郁症的危险因素。

④神经系统疾病　a. 帕金森病：有1/3～1/2的帕金森病患者会患上抑郁症，大部分研究者认为抑郁症状是帕金森病的组成部分，而不是此病引发的心理反应。此外，某些抗帕金森病药物也可能导致抑郁产生。b. 癫痫：癫

痫患者的抑郁症发生率明显高于一般人群，自杀发生率为一般人群的5倍。导致癫痫患者抑郁产生的原因可能有3个方面：一是由于疾病所造成的社会功能受损、生活质量下降以及社会偏见带来的心理问题；二是某些抗癫痫药物的影响；三是可能存在的共同的神经生物学机制的作用。c. 痴呆症：抑郁症有时会伴随着痴呆症出现。痴呆症是一种以记忆力和其他智力功能持续性丧失为特点的脑部疾病。阿尔茨海默病是痴呆最常见的一种类型。有研究数据显示，超过87%的阿尔茨海默病患者患有抑郁症，抑郁症可能是此疾病的并发症或由这种疾病诱发，通过适当治疗可减轻症状。d. 多发性硬化症：本病症状多样，早期症状通常包括一过性视力障碍、手臂暂时性颤抖或乏力、膀胱功能障碍。抑郁症或躁狂症可以是多发性硬化症的早期表现。在本病确诊几年后，可能会发生抑郁症、欣快症或其他情绪障碍，这种情绪障碍通常在疾病未治愈前反复出现。e. 亨廷顿病：亨廷顿病是一种罕见的具有遗传性的神经系统退化性疾病，一般中年时首次发病，发病后躯体会逐渐产生无法控制的运动，之后发生情绪改变，抑郁、欣快或其他情绪障碍有时是本病早期阶段的标志。f. 脑血管病：由脑出血或脑缺血导致的脑部损伤易导致抑郁症，这可能是脑内环境发生变化或脑受损的结果。

⑤维生素缺乏　严重而长期的维生素缺乏会使有些人患上抑郁症。如由于缺乏B族维生素引起的糙皮病，患者容易出现抑郁症状；抑郁和其他情绪改变也可能是机体维生素B_{12}不足的早期表现；机体内叶酸、维生素B_6或维生素B_1缺乏的早期表现也可能是抑郁。

⑥中毒　特定物质引起的中毒会引发抑郁症。如成人体内吸收了过多的铅或汞导致的中毒、长期暴露于砷（杀虫剂、除草剂和灭鼠药中的成分）中、铋剂（润肤霜和某些泻药的成分）中毒、长期超量使用含有溴化物的镇静药和抗惊厥药物等，均可能导致抑郁症的发生。此外，铝中毒会逐渐使肾脏透析患者出现抑郁症。

15. 哪些药物会引发抑郁症?

药物可以导致抑郁症，可能由药物引发抑郁症的人群包括对抑郁症有遗传易感性（家族中有抑郁症患者）的人群和曾经发作过抑郁症的人群。由于老年人对药物的反应与中青年人不同，所以他们也有由药物引起抑郁症的风险。

研究发现，超过 200 种药物可以使人患上抑郁症，比如抗高血压药、抗精神病药、口服避孕药、激素、非甾体抗炎药等，特别是作用于中枢神经系统的药物。利血平和甲基多巴是抗高血压药中最易引起抑郁症的药物，有研究表明，在服用利血平后，至少有 15% 的服用者会出现抑郁发作。治疗帕金森病的药物如左旋多巴，会使服用者产生包括抑郁和轻度躁狂在内的情绪改变。口服避孕药中包含雌激素和孕激素，虽然对于口服避孕药是否与抑郁症的发生相关尚存在争议，但大部分研究者认同，对于曾经患过抑郁症的妇女，使用避孕药会增加她们抑郁症的复发概率。皮质类固醇被用于艾迪生病、变态反应性疾病、风湿性疾病和炎症的治疗，在使用此类药物的人中约有 5% 会出现包括抑郁在内的情绪改变。抗惊厥药物中的苯巴比妥引发抑郁症的可能性尤其大，特别是在服用者有情绪障碍的家族史或患病史的情况时。促同化激素类药物一般被用于某些类型的贫血和晚期乳腺癌的治疗，有些运动员也会使用或滥用这类药物来提高肌力和耐力，这类药物的服用者有一部分会患上抑郁症。此外，许多成瘾性药物会导致脑部的化学物质改变，这些改变会引发抑郁症或使已经存在的抑郁症加重，如阿片类物质、中枢兴奋剂、致幻剂、镇静催眠药物等的使用和戒断，都可成为抑郁症的危险因素。这类物质通过刺激边缘系统而使大脑内充满某种使人感到愉快的神经递质，从而具有成瘾性。临床约 20% 的抑郁症患者被诊断出患有物质滥用疾病。

16. 饮酒与抑郁症的发生有关系吗？

酒精属于精神活性物质，精神活性物质是一种摄入人体后影响思维、情感、意志行为等心理过程的物质。长期大量饮酒可导致抑郁症，但酒后抑郁症并不是传统意义上的抑郁症，而应该归属于使用酒精所致的精神和行为障碍。研究显示，在长期饮酒者中有 50% 以上的个体患有抑郁障碍，嗜酒往往与抑郁障碍相伴随。一方面，长期饮酒可以导致在饮酒史之前患有抑郁症的患者抑郁症情况明显加重，另一方面，长期饮酒可导致酒精依赖，进而使个体出现明显的抑郁障碍。戒酒后如果还存在精神行为症状，如情绪低落等（也就是酒后抑郁），可以适当使用抗抑郁药治疗。而大多数酒后抑郁的患者，在戒酒后情绪会逐渐好转，无须药物治疗。

17. 年龄与抑郁症的患病有关系吗?

根据临床资料的统计，18～24岁人群的抑郁症患病率约为10%，高于其他年龄段人群。大约有40%抑郁症患者称自己第一次抑郁发作发生在20岁之前，约50%患者首次抑郁发作发生在20～50岁之间，而只有约10%的抑郁症患者的首次抑郁经历发生在50岁之后。抑郁症的平均发病年龄为40岁。因此，对更年期抑郁症患者要仔细询问病史，了解过往是否有过抑郁发作经历。

18. 性别与抑郁症有什么关系?

根据流行病学调查，女性抑郁症患病率几乎是男性的 2 倍。抑郁症发病存在性别差异的原因可能与性激素分泌、男女心理社会应激以及对付应激的行为模式不同有关。另外，女性在分娩后以及更年期，受到机体内分泌因素的影响，也容易引起抑郁发作。女性抑郁症的患病率较高，但自杀死亡率较男性患者低。双相情感障碍的患病率男女几乎相等。

19. 抑郁症的发作和季节有关吗？

部分抑郁症患者的发病和季节有相关性，这类抑郁症被称为季节性情感障碍，是抑郁症的一种类型。季节性情感障碍只在一年中的某段时间发作（多数人是在秋冬季节发作），多数患者会在秋冬季节感觉精力明显下降，出现嗜睡和抑郁，工作时很难集中精力，感觉悲伤和焦虑；食欲增加，尤其偏爱碳水化合物，导致体重增加。而在春夏季节，患者感觉精力增加，又回到了正常的生活状态，冬天增加的体重被减掉。季节性情感障碍的典型抑郁时期会持续5个月左右，通常在10月或11月出现，到了次年3月或4月消失。有些患者会在一年中的其他时间发作，尤其是那些在黑暗环境中工作，有视力问题，或者是居住地缺少阳光的人。有少部分季节性情感障碍的患者会出现与上述完全相反的症状，他们在夏天感觉抑郁，而在冬天感觉正常或者异常高兴。

季节性情感障碍的发病可能与体内5-HT水平降低有关，或者由某些激素水平波动和异常的生理节奏导致。还有研究认为有些人对这种疾病有遗传易感性。

20. 什么样的个性特点易患抑郁症?

通常情况下，个性随和、随遇而安，对自己的社会状况满意并且善于和别人倾诉自己的问题的人，较少患抑郁症。而那些经常持消极态度、对自己和世界的看法悲观、对坏的事情过分关注、常出现自责感的人，容易患上抑郁症。还有的人虽然并不消极悲观，但在日常工作和生活中，常常对自己要求很高，无法放松，并且不善于向他人求助，常常心理压力过大，这样的人也容易患上抑郁症。而性格内向、不喜欢交往、不善于宣泄负面情绪的人，往往相较那些性格开朗、广交朋友、生活态度积极向上的人更容易患抑郁症。

21. 哪些社会环境因素易导致抑郁症的发生?

社会环境因素对抑郁症有重要影响，不良的社会环境可能会导致抑郁症的发生和复发。这些不利的环境可以归纳为：

①应激性生活事件　即我们通常所说的“精神刺激”，这是诱发抑郁症的重要因素之一，应激性生活事件在许多（并非全部）抑郁症患者中都可以发现。重大、突发或持续时间在2个月以上的应激性生活事件，如亲人突然死亡、失恋、本人或至亲患上重大疾病等，将对个体抑郁症的发生产生重大影响，可成为导致抑郁症的直接因素。

②婚姻状况　不良的婚姻状况会增加个体患抑郁症的风险。抑郁症患病率在分居、离婚者中最高，而在正常婚姻和未婚者中均较低。这种现象在男性群体中更为突出。

③经济状况　在低社会层次人群中抑郁症发病较多，这可能与他们容易遭受一些不良应激性生活事件，以及缺少有效的社会支持有关。其中，如果家庭主要成员的收入较低，则该成员容易罹患抑郁症。

④压力状况　多数研究者认为一些人在经历过某些压力事件后会患上抑郁症。通常这种事件是负性的，而且具有灾难性，比如失业、失恋，或者亲人去世等。但是正面事件，如成功应聘新工作或结婚，也可能产生压力并且可能导致抑郁症。需要注意的是，即使没有遇到重大负性事件，生活中的慢性压力也是一种持续存在的困难，如中年人上有老下有小并且有本职工作，需要个体在不同角色中转换，又如需要照顾长期卧床的患病家人等，都可能导致抑郁症的发生。

22. 人际关系与抑郁症有什么关系？

抑郁症与人际关系是密切联系的，抑郁症患者主要的表现是持续而显著的情绪低落与兴趣丧失，这种情绪改变会影响其正常的人际交往。患者与他人的交往相对较少，不愿意参与各种社交活动。有时有些患者会感觉到自己无能、无助、无望，所以会闭门不出。此外，由于患者在人际交往的时候情感表达往往表现得比较不恰当，因此患者会感觉自己的思维比较缓慢、笨拙，认为自己有可能受到别人嘲笑，而更加不愿意参与到各项生活活动和工作当中，严重者可能会达到“木僵状态”，从而丧失人际交往能力。而人际关系的恶劣也会进一步加重抑郁症状。

23. 抑郁症会遗传吗？

抑郁症的发生与遗传因素是有关系的。在家系研究中发现，抑郁症的亲属同病率远高于一般人群，许多患有抑郁症或双相情感障碍的患者，其家族中有人也患有这种疾病。研究显示，血缘关系越近则发病的一致率越高，如父母、兄弟、子女发病的一致率为 12% ~ 24%，堂兄弟姐妹则为 2.5%，异卵双胞胎为 12% ~ 38%，同卵双胞胎为 69% ~ 95%。可以说抑郁症在某种程度上是可以遗传的。在关于抑郁症患者的调查中发现，约 40% ~ 50% 的患者有抑郁症家族史，这种遗传基因在抑郁症发生中所起的作用比环境因素大。多数研究者目前认为抑郁症是多基因遗传的，即一些基因的共同作用使人对抑郁症易感。但一个人即使遗传了抑郁症的易感基因，也并不意味着一定会罹患抑郁症。据估计，一个遗传有某种疾病的易感基因的人，罹患这种疾病的概率为 50% ~ 70%。所以，抑郁症虽然具有遗传性，但并不是完全由基因决定的。一些研究者认为，决定一个人是否患抑郁症的可能性因素中，基因因素约占 2/3，而另外 1/3 为环境因素。

第二篇

关于更年期你应该了解的知识

24. 什么是更年期?

女性更年期是指卵巢功能开始减退，直到功能完全停止的一段时间，发生在绝经前后的若干年内。更年期通常发生在 40～60 岁，有研究显示，我国女性平均自然绝经年龄为 49 岁，更年期约为 45～55 岁。更年期是女性从生育期过渡到老年期的生理转化时间，是生命进程中无法抗拒的一种自然规律。在更年期这个阶段，卵巢功能开始逐渐减退，卵巢分泌雌激素、孕激素减少，排卵减少，并逐渐发展为停止排卵，月经停闭，出现绝经。绝经是女性随着年龄的增长，卵巢功能完全衰竭，月经永久性停止的生理现象。女性绝经并不是突然出现的，而是有一个逐渐发生的过程，这个过程称为绝经过渡期，从过渡期到完全停经一般需要 4 年的时间。

由于由生育期过渡到老年期这种转化是一个逐渐变更的过程，难以判断具体时间，所以对于更年期的界定非常模糊。因此，世界卫生组织（WHO）于 1994 年提出了废弃“更年期”这一说法的提议，并推荐改用“围绝经期”代替“更年期”。WHO 提出的围绝经期指的是女性接近绝经，身体出现与绝经有关的内分泌、生物学和临床特征至最后一次月经后一年时间。而“更年期”这一说法早在 1976 年就已被提出，长时间地使用使这个称呼更为人们所习惯和熟悉，所以目前大部分人仍然习惯性地沿用“更年期”这个通俗称呼，使用“围绝经期”的大多是专业性著作或学术论文。

25. 更年期是一种病吗？

更年期是由生育期向老年期过渡的一个时期，由于性腺功能逐渐衰退，性激素分泌逐渐下降，可以产生一系列症状，但是这些症状并不是一定会出现，或者虽然出现，也可能由于机体自身具有较强的自我调节能力而没有明显不适，因此更年期并不是一种疾病，而是一个人生必经阶段，我们应该以开放的胸怀迎接更年期的到来。

如果在更年期出现了由于性腺功能衰退而引发的一系列不适症状，其中包括明显的精神神经症状，那么我们才把它定义为疾病，称为“更年期综合征”。

26. 什么是更年期综合征?

由于性腺功能衰退，更年期人群的内分泌、躯体和心理出现变化，进而导致的一系列以自主神经功能紊乱为主的症候群，叫作更年期综合征。有诸多研究表明，更年期的早期变化是因下丘脑－垂体－性腺轴这一生殖功能调节轴的功能衰退，雌激素或雄激素水平下降所导致的。

大部分人群到达更年期时会出现或轻或重的更年期综合征症状。据WHO的调查显示，约有80%的女性进入更年期时会受到更年期综合征的困扰，主要表现为面部潮热、烘热汗出、脾气急躁、情绪波动大，或伴有失眠、阵发性心悸、血压波动等。

27. 女性更年期综合征有哪些表现？

更年期女性在生殖生理上的主要特征是性腺功能逐步衰退，包括卵巢功能衰退、卵泡老化、性激素合成改变、促性腺激素释放增多，从而出现一系列变化和症状，包括血管舒缩症状、精神神经症状、泌尿生殖道症状、心血管疾病、骨钙含量改变及骨质疏松等。常见症状包括：

①月经紊乱　月经紊乱是绝经过渡期的常见症状，一般开始于40岁左右，表现为月经周期的节律改变，绝经前月经周期间隔会延长，可长达2～3个月没有月经，几个月后又恢复正常，这种月经周期的不规则、停经与行经交替出现的情况可持续1～2年。部分更年期女性会有月经周期变短的情况。月经量也会有增加或减少，约10%左右的女性月经会突然停止。此期由于雌激素水平波动，孕激素缺乏，易发生子宫内膜异常增生或子宫内膜癌。因此，对更年期异常出血者应更加重视，必要时行子宫内膜病理检查。

②潮热、出汗　这是雌激素水平下降的常见症状。潮热轻者每日发作数次，持续数秒；重者每日发作十余次或更多，持续数分钟。潮热在夜间或应激状态时易诱发，夜间发生潮热影响睡眠，日间发生潮热则会使人感到疲乏、注意力下降。此症状可历时1年，有时长达5年或更长。自然绝经者潮热发生率超过50%，人工绝经者潮热发生率更高。

③睡眠障碍　这是更年期最常见的困扰女性的不良影响之一，表现为入睡困难、多梦、睡眠中断、易惊醒或早醒等，严重者甚至彻夜不能入睡。睡眠障碍会导致更年期女性情绪紧张和急躁，白天难以集中精力。

④情绪变化和记忆力减退　更年期女性雌激素水平波动或下降均会导致精神神经系统功能紊乱的症状，主要包括情绪异常、记忆及认知功能下降。a. 更年期女性常不能自我控制情绪，出现易激惹、焦虑不安或情绪低落、表情淡漠、敏感多疑等症状，甚至出现抑郁，严重影响日常工作和生活。b. 记

忆力减退及注意力不集中的症状也较常见。由于雌激素缺乏，更年期女性有发生阿尔茨海默病的潜在危险，可出现认知功能下降。

⑤阴道干燥及生殖道萎缩　女性的阴道、宫颈、子宫和泌尿道上皮是雌激素的敏感靶器官。更年期女性卵巢功能退化，雌激素分泌减少，导致这些部位组织发生萎缩性改变，出现相关临床症状，如阴道干涩及性交疼痛、老年性阴道炎、反复发作的尿路感染、压力性尿失禁等。

⑥冠心病的发生与血脂变化　a. 冠心病的发生：雌激素对女性心血管系统具有保护作用，可增加血流及抑制动脉粥样斑块的形成。女性绝经前冠心病发病率低于男性，而绝经后易发生动脉粥样硬化、心肌缺血或梗死、高血压、脑缺血等。绝经后女性冠心病发生率及并发心肌梗死的死亡率也随年龄而增加。b. 血脂变化：女性绝经后血液总胆固醇水平升高，不良脂蛋白增加，而高密度脂蛋白 / 低密度脂蛋白比率降低。

⑦骨质疏松与骨折　雌激素是维持女性一生骨骼质量的重要激素，雌激素可促使甲状腺分泌降钙素，抑制骨吸收，对骨骼起保护作用。更年期女性雌激素水平下降，易发生骨质疏松。

⑧新陈代谢障碍　a. 肥胖：女性绝经后全身脂肪重新分布，可形成向心性肥胖。肥胖不仅与雌激素分泌减少有关，还与年龄增长、基础代谢率逐渐降低、体力活动减少、热量消耗和利用也相应减少有关。b. 钙磷代谢失常：钙磷代谢失常导致人体骨矿物质含量明显减少及骨质疏松，以脊柱、髋部较为明显。因此，绝经后常见腰背疼痛，髋部、上肢易发生骨折。c. 水盐代谢失常：可发生不同程度的水钠潴留性水肿。d. 糖代谢失常：血糖升高或糖耐量减低。

⑨皮肤与关节衰老　a. 皮肤衰老：更年期女性出现皮肤干燥、瘙痒、弹性减退、光泽消失、变薄易损伤、皱纹、色素沉着、水肿等萎缩及退化性改变。b. 关节肌肉疼痛：肌肉疼痛可能与运动后肌肉中乳酸弥散的能力减弱有关。骨关节疼痛常在晨起明显，可出现全身性关节疼痛，以膝关节疼痛多见。

⑩胃肠不适　更年期可见恶心、咽部异物感、嗳气、胃胀不适、腹胀、腹泻、便秘等症状。

28. 男性也有更年期和更年期综合征吗?

是的，男性也有更年期和更年期综合征。男性更年期是指男性由中年期过渡到老年期的一个特定时期，是男性体内激素水平、生化环境以及心理状态由盛至衰变化的过渡期。

男性更年期这一概念最早可以追溯到1813年，英国医生哈福德在向皇家内科医师协会递交的一篇论文中，首次提出了男性更年期概念。19世纪西方医学界开始关注男性更年期问题，20世纪30年代，随着睾酮的成功分离，医学界将男性更年期问题纳入了疾病的范畴。“男性更年期综合征”的名称于20世纪80年代首次出现在我国的学术期刊上，90年代中期零星见于大众报刊，直到2000年以后，才逐步进入公众视野。

国外研究显示，中老年男性平均每年睾酮水平下降1%，生物可利用睾酮下降2%～3%。如果以总睾酮和生物可利用睾酮的任一项低于年轻男性正常值范围的低限值作为标准，则50%中老年男性可能存在更年期综合征。

中老年男性可参考表1自测是否存在雄激素缺乏。

表1　中老年男性雄激素缺乏（ADAM）自测表

序号	问题	是	否
1	是否有性欲减退?		
2	是否有体能下降?		
3	是否有体力和（或）耐力下降?		
4	是否有身高降低?		
5	是否有生活乐趣降低?		
6	是否有忧伤和（或）脾气不好?		
7	是否有勃起不坚?		

续表

序号	问题	是	否
8	体育运动能力最近是否有下降?		
9	餐后是否爱打瞌睡?		
10	最近的工作表现是否不佳?		

注：ADAM 自测表的敏感度为 88%，特异度为 60%。评估标准：对每个问题回答“是”或“否”。问题 1 或问题 7 或任何 3 个其他问题回答“是”即可定为阳性答卷。如答卷为阳性，建议及早就医，规范治疗。

29. 男性更年期综合征有哪些表现?

男性更年期综合征轻重程度不一，轻者可无感觉，重者症状明显。常因精神紧张、工作变动等因素而诱发。其临床症状可归纳为以下几个方面：

①精神神经系统症状　如潮热，阵汗，失眠，心悸，眩晕，性情急躁易怒，注意力集中困难，记忆力减退，有的出现多疑猜忌，也有的出现情感淡漠，焦虑不安，恐惧孤独，缺乏自信，对以前感兴趣的事情也不再上心，甚至悲观失望，对生活失去热情。

②全身和循环系统症状　体能和精力下降，容易疲劳，经常感到乏力，也可见骨质疏松，关节疼痛，肌肉松弛、弹性下降，腰酸腿软，食欲不振，便秘或腹泻，腹部肥胖，因心律失常而心悸、心前区不适，或见血压波动，肢体疼痛，眩晕，耳鸣等。

③泌尿生殖系统症状　性功能减弱，性欲降低与淡漠，阴毛脱落，自感勃起功能障碍、勃起硬度减弱或不能勃起，性交次数明显减少，射精强度减弱或不射精，排尿障碍。

30. 男性和女性的更年期综合征有什么不同?

男性体内 95% 的雄性激素是由性腺器官睾丸分泌的（其主要成分为睾酮），其余的 5% 则由肾上腺分泌，激素水平缓慢下降。女性由于卵巢功能的退化，导致雌性激素水平下降明显。性激素水平下降的速度不同决定了男女更年期综合征表现存在较明显的差异，如表 2 所示。

表 2　男女更年期综合征对照表

项目	男	女
更年期综合征产生的根本原因	性腺（睾丸）功能衰退	性腺（卵巢）功能衰退
更年期综合征产生的直接原因	雄激素水平下降	雌激素水平突然大幅度下降
激素变化幅度	“下坡路”式下降	“断崖式”下降
更年期综合征发生时间	一般发生在 55 ～ 60 岁	一般发生在 45 ～ 55 岁
症状显著程度	一般	明显
更年期综合征发生的比例	大约 30%	较为普遍

31. 与更年期综合征有关的因素

无论男女，更年期均是人生的必经阶段，但是更年期相关症状表现的轻重存在个体差异。出现明显的更年期综合征的人群，除受到性激素水平下降的影响外，还受很多其他因素的影响。

①工作、生活压力大　快节奏的工作、生活会影响内分泌系统，导致机体的新陈代谢紊乱，更易出现失眠、烦躁、女性月经失调、男性低促性腺激素性性腺功能减退等更年期综合征表现。

②慢性疾病的影响　糖尿病、高血压等慢性疾病，容易导致女性卵巢功能早衰，男性血清睾酮水平降低，进而加重更年期综合征。

③不良嗜好　有吸烟、酗酒等不良嗜好也会对更年期产生影响。如香烟中的尼古丁能抑制颗粒细胞芳香化酶的活性，使体内雌/雄激素减少，从而导致更年期的提早出现。

④缺乏运动　缺乏锻炼的人运动后易出现面色潮红，这与儿茶酚胺的分泌增加、雌激素和孕酮的分泌减少有关，可诱发更年期综合征。坚持运动不仅有利于身体健康，还能缓解更年期症状。

32. 如何自测更年期综合征?

①Kupperman 评分量表　该标准诞生于 20 世纪 50 年代，在欧美地区应用广泛。国内一般采用改良版的 Kupperman 评分量表，评估更年期症状的轻重，患者可根据自身情况进行自我评价，若总评分为轻度及以上范畴，应及时于医院就诊，尽早治疗不适症状，以便安然度过更年期。Kupperman 评分量表见表 3。

②中文版更年期评定量表　女性在更年期阶段经常会出现健忘、抑郁、焦虑、失眠、潮热、汗出、关节不适等临床症状。更年期生活质量评分量表（MRS）最早是 1996 年基于对 500 名 45 ~ 60 岁德国女性的研究而编制的，先后被翻译成多国语言，可以针对更年期不适症状及生活质量进行评定，现在已被广泛应用。MRS 生活质量评分优势在于患者可自行填写量表，以便实时评估自身更年期症状严重程度、疾病进展，对治疗前后的疗效也有监测作用。

③标准 Greene 更年期量表（GCS）　是用来评估女性更年期症状的自评量表，由 21 个条目、5 个维度组成，内容有焦虑症状、抑郁症状、躯体症状、血管收缩症状、性生活情况等。该量表的测评内容丰富，耗时较短，评价方法简单，可以直接了解更年期阶段的身体及心理状态。GCS 的英文版本信度、效度良好，广泛应用于西方多个国家，中文版 GCS 则更适用于我国的文化背景。

④精简版 AMS 量表　针对男性更年期症状，也有相关评估量表，精简版 AMS 量表即是其中一种，见表 4。

表 3　女性更年期综合征自测量表：Kupperman 评分量表

序号	症状	加权系数	无症状（0 分）	轻度（1 分）	中度（2 分）	重度（3 分）
1	潮热汗出	4	无	＜ 3 次 / 天	3～9 次 / 天	≥ 10 次 / 天
2	失眠	2	无	偶尔	经常，用安眠药有效	影响工作生活
3	烦躁易怒	2	无	偶尔	经常，能克制	经常，不能克制
4	忧郁多疑	1	无	偶尔	经常，能克制	失去生活信念
5	性交困难	2	无	偶尔	性交痛	性欲丧失
6	肌肉关节痛	1	无	偶尔	经常，不影响功能	出现功能障碍
7	眩晕	1	无	偶尔	经常，不影响生活	影响日常生活
8	乏力	1	无	偶尔	上四楼困难	影响日常生活
9	头痛	1	无	偶尔	经常，能忍受	需治疗
10	皮肤感觉异常	2	无	偶尔	经常，能忍受	需治疗
11	泌尿系统症状	2	无	偶尔	＞ 3 次 / 年	＞ 1 次 / 月
12	心悸	1	无	偶尔	经常，不影响生活	需治疗

得分：　　　严重程度：　　　（轻度、中度、重度）

注：①症状评分：程度评分 × 加权系数。②各项症状评分相加之和为总分。③更年期综合征的严重程度评价标准：总分＜ 20 分为轻度，总分 20～35 分为中度，总分＞ 35 分为重度。

表 4　男性更年期症状自测量表：精简版 AMS 量表

序号	症状	无症状	轻微	中度	严重	非常严重
1	嗜睡，常常感觉疲乏无力					
2	烦躁易怒					
3	神经质					
4	体力衰退 / 缺乏活力					
5	肌肉力量下降					
6	感觉精疲力竭					
7	胡须生长变慢或减少					
8	性能力下降或性活动频率降低					
9	晨间勃起次数减少					
10	性欲减退					

注：①以上每项症状的评分为无症状：1 分；轻微：2 分；中度：3 分；严重：4 分；非常严重：5 分。②所有症状评分累加为总分。③更年期综合征的严重程度评价标准：总分 10～16 分为无症状，总分 17～26 分为轻度，总分 27～39 分为中度，总分 40 分及以上为重度。

第三篇

关于更年期抑郁症你需要了解的知识

33. 什么是更年期抑郁症?

更年期抑郁是指首次抑郁发作或抑郁复发于更年期，不是任何其他因素引起。更年期抑郁症患者常有一些躯体或精神因素作为诱因，患者常发生生理和心理两方面的变化。其发病可能与下丘脑 - 垂体 - 性腺轴功能失调有关。由于性腺功能减退，女性的雌激素量逐渐下降至较低水平，临床中发现女性的更年期持续时间越长，则雌激素的水平越低，抑郁症发病率越高，这提示持续较长时间的雌激素低水平可能是更年期罹患抑郁症的危险因素。

国内研究发现，更年期女性出现抑郁症状的概率高达 30% ~ 46%，确诊为抑郁症的概率约为 9%，可见该疾病是非常常见的。大量证据表明更年期是女性患抑郁症的“易感窗口”之一，在更年期，女性出现抑郁症状的风险增加，出现可诊断抑郁症的概率是更年期前的 2 ~ 2.5 倍，而在更年期后下降。

而在男性中，更年期抑郁症也有发生，这与男性性激素水平降低、神经内分泌系统功能减退等因素相关。除激素水平外，各种慢性疾病，以及社会环境的变化，如临近退休等带来的工作、家庭各方面的压力等，也会促使更年期抑郁症发生。

临床表现为患者对日常生活失去兴趣，情绪悲观，没有食欲，入睡困难。部分患者可出现精神症状，主要表现为抑郁、焦虑、偏执，这与患者睡眠障碍、遗传、精神内分泌、社会心理等因素有关。在以上抑郁症的表现外，患者还常伴有更年期的各种症状。

34. 更年期抑郁症的临床表现

更年期抑郁症发生在更年期，以情感忧郁、焦虑、紧张为主要临床表现，另外可有疑病、自罪、嫉妒、妄想等心理活动，但无智力障碍，大多数患者伴有失眠、躯体不适和自主神经紊乱等症状，并伴有内分泌功能尤其是性腺功能减退或衰老等。临床表现包括躯体症状和情绪改变两大方面。躯体症状表现有胃纳减退、上腹部不适、口干、便秘、心悸、血压改变、心率增快或减慢、胸闷、四肢麻木、发冷发热、性欲减退、月经变化、疲乏、头晕烦躁、睡眠障碍等。情绪改变表现为情绪低落、兴趣下降、忧愁伤感、悲观失望、焦虑不安、自信心下降、自卑自责、思维迟缓等。大多数更年期抑郁症患者都会出现食欲减退及入睡困难，醒后很难再入睡，或多睡多醒。严重者会觉得生活没有希望而想要自杀，甚至产生自杀行为。更年期抑郁症患者如不及时治疗，还可致病情继续加重引起消化系统疾病，包括糜烂性胃炎、消化性溃疡、反流性食管炎等。如果长期得不到治疗，会引起高血压、高血脂、糖尿病等严重的慢性疾病。此外，女性患者在更年期情绪长期处于压抑状态，可能会引起乳腺癌等恶性肿瘤。更有甚者出现严重的自罪感，害怕连累到子女，最终会选择自杀、自残等消极行为。

更年期阶段，如果发生上述躯体症状和情绪改变，则必须及时求助专业医师，需要到正规精神类专科医院接受综合的治疗。经过精神心理科医师的专业评估后，轻度的抑郁症可以通过心理治疗来改善，但是严重的抑郁症，特别是具有自杀倾向的抑郁症，对患者自身和家庭、社会的危害很大，应该早期发现、及时就医、早期诊断、药物联合心理治疗，一般都能取得比较好的治疗效果，可以减少自杀的发生率，提高治愈率，降低致残率。

35. 我的情绪抑郁，到底是受到更年期的影响还是得了抑郁症?

当人进入更年期时，由于激素水平波动，会存在一些情绪低落、抑郁的表现。那么，要如何判断这是单一的抑郁症还是更年期所导致的呢?

从发病时间上看，抑郁症可以发生于任何年龄段，更年期是可能发生抑郁症的。抑郁症症状除了有情绪低落外，还伴有兴趣减退、悲观失望、自我评价低等一系列表现，更严重的会出现自杀倾向。而更年期综合征发生在特定的年龄阶段，男性发病多在 55 ~ 60 岁，女性发病多在 45 ~ 55 岁，主要由激素水平影响而产生一系列不适症状，其中包括抑郁情绪。由于更年期影响导致的这种抑郁情绪，往往还伴随着其他较为明显的更年期综合征的表现，如潮热汗出、失眠、情绪波动大等。但如果是更年期抑郁症的话，就需要非常明确地符合抑郁症的诊断，同时又恰巧在更年期首次发作或复发。

从治疗上看，治疗更年期出现的抑郁情绪以全身综合调理为主，中医中药有着良好的治疗效果，如果某一症状特别明显，严重影响生活质量，也可以采用激素替代疗法。而更年期抑郁症则侧重在抑郁症的治疗，常常需要规律地服用抗抑郁药物，同时可以配合激素治疗、运动疗法、心理治疗、中医药治疗等方法综合治疗，并要警惕患者可能出现的自杀行为。

更年期的抑郁情绪可能会被患者或家人误认为是抑郁症，反之，更年期抑郁症也容易被人们忽视，认为只是更年期的常见表现。无论是哪一种错误判断，都会影响到患者的最终治疗。因此，建议在更年期出现明显抑郁情绪的患者到医院去做明确诊断，这样才能更准确地制定治疗方案，帮助患者早日康复。

36. 我为何会在更年期患上抑郁症？

更年期抑郁症的发病有内因和外因的影响。

从内因来看，针对女性人群而言，研究者多认为更年期抑郁症与下丘脑－垂体－性腺轴的功能失调有一定关系。在衰老的过程中，垂体的体积缩小，伴随性激素水平下降；相应地，为了维持机体稳态，垂体促性腺激素、促性腺激素释放激素水平明显上升。临床研究证实，更年期持续时间越长，雌激素水平越低，抑郁症的发病率会越高。这与雌激素能调节5-羟色胺系统和多巴胺系统、调节神经营养因子、抑制炎症因子作用等有关。因此，适当采用雌激素替代疗法，配合多学科联合管理，可以有效改善更年期的抑郁症状。此外，机体在步入中年以后，躯体疾病、慢性疾病的发生率逐渐增高，诊治、康复过程往往较长，牵扯精力，也容易引发抑郁情绪。

从外界因素来看，40～60岁正是人们“上有老、下有小”，且自身事务繁忙的时期。处在更年期的人们往往承受着来自工作、家庭等各方面的精神压力，容易滋生不良情绪。这时，如果不加以积极干涉及健康引导，就容易导致抑郁症的发生。

37. 既往病史会影响更年期抑郁症的发生吗?

答案是肯定的。如果个体既往有过抑郁发作史，则其在更年期时抑郁症复发的概率较大。既往存在月经前情绪障碍的女性，也有着较高的更年期抑郁症发病风险。有双相情感障碍的患者在更年期也更容易出现抑郁发作。

因此，既往有情绪障碍或者对于性激素变化比较敏感的人群，均应在更年期多关注个人身心健康情况，警惕更年期抑郁症的发生。

38. 更年期抑郁症的社会心理因素有哪些？

（1）心理因素

①自身的焦虑感　更年期抑郁症患者往往随着年龄增长，对身体的衰老、逐渐出现的某些退行性疾病感到格外焦虑，对青春一去不复返、年华已逝的事实无法接受。与年轻人相比，他们会出现一些自卑、嫉妒的感觉和心理障碍，这会加重抑郁症状的发展。

②抑郁症人格基础　传统的气质类型分为胆汁质、多血质、黏液质与抑郁质四种，也有混合气质。抑郁质型的人格明显的特征有敏感、胆怯、多愁善感、善于观察细节、心理反应较迟缓、不善交际、面对困难抗压能力较差、优柔寡断、心神不定等。抑郁质人群在进入更年期后，抑郁症的发病率也会高于其他人群。

③其他　如果患者本身另外患有其他慢性、消耗性的疾病，由于对病情的担忧和家庭经济的消耗，也可能会出现抑郁症状。

（2）社会因素

①工作压力　人到中年，为求事业上有所建树，可能会面临更高的工作压力、更困难的工作内容和更激烈的人际竞争关系，如不努力还可能面临调岗、解聘的风险，精神处于高度紧张状态，容易引发逃避与抑郁情绪。

②社会经济地位变动　当更年期人群面临下岗、离职、解聘等现实问题，或者被调到边缘岗位，经济收入和地位与原来相比明显下降时，势必会产生心理落差，如果无法接受现实，可能会引发抑郁症。

③家庭关系　如果与配偶、父母、子女及亲戚存在矛盾，沟通不畅从而引发长时间的争吵、冷战等，导致长期心情急躁易怒或低落消沉，都容易引发更年期抑郁症。

④突发的应激状态　如亲人突然离世，突然遭受重大的变故或刺激，也会造成一定程度的抑郁状态。

⑤环境改变　某些处于更年期的人群，当面临迁徙、移居的情况时，往往不能快速适应新环境，也不想主动参加社会活动、拓展生活空间，窝在家里闷闷不乐，容易出现抑郁的情绪。

总之，更年期抑郁症患者有一定的个性特征如神经质、精神质，患者的社会支持明显低于普通人群，并且多有一定的生活事件，尤以负性生活事件为主，其防御方式主要以不成熟的防御方式如自责、逃避为主，这些个性特征、负性生活事件、社会支持不足、不成熟防御方式是更年期抑郁症发病的危险因素。

39. 男性会得更年期抑郁症吗?

这个回答是肯定的。男性患更年期抑郁症有其生理和社会因素。

现代医学认为，男性由于年龄增长，身体各部分机能逐渐退化，雄性激素分泌减少。雄激素下降到一定程度时，也会影响下丘脑－垂体－性腺轴的正常运行，导致内分泌系统紊乱，出现与女性更年期部分相似的症状，其中也包括出现抑郁、消极、失落等不良情绪。但由于生理上的差异，男性并不存在如“绝经”这样典型的更年期的信号，其他症状也不如女性明显，症状出现的概率也比女性低。

男性更年期多在55～60岁，从社会因素看，处于这个时期的男性可能面临退休，尚需要适应退休后的生活转变与心理落差，需要寻找新的人生价值。同时，处于这个时段的男性，身体上的衰老征象日益明显，性机能也开始衰退，精神和行动上开始力不从心。而伴随着衰老，人体各方面机能下降，罹患疾病如糖尿病、高血压、冠心病等的概率越来越高，这也有可能会引起男性情绪上的波动。家庭方面，男性常常承担着更多的经济压力。来自社会、工作、家庭的压力可能让男性的心理负担过重。如果情绪长期受到这些压力的影响，有可能会演变为抑郁症。

因此，并非仅有女性面临着更年期抑郁症的风险，在关爱更年期女性的同时，我们也应当关注更年期男性。

40. 如何解决我的病耻感?

“病耻感”是一种心理应激的状态，是指患者因生病而在内心产生耻辱的感觉。这些让人产生病耻感的疾病包括难以治愈的、留有严重后遗症的疾病，还包括精神类疾病等。

更年期抑郁症患者常有病耻感，这是由于社会认知局限和对疾病本质认识局限造成的。现实生活中，人们往往对精神疾病患者持一定的排斥态度，也包括对更年期抑郁症存在一定的偏见。这容易导致更年期抑郁症患者无法正视自己的疾病，觉得生病本身就是极其无能、懦弱的表现，会被其他人瞧不起。由于觉得没人能够理解自己的痛苦，患者也会下意识将自己封闭起来，或者直接否认疾病，这就导致抑郁情绪更加严重，治疗依从性低，药物干预效果不理想。

要克服这种病耻感，与患者本身的文化程度、自知力、希望水平、社会支持等方面都息息相关。从医生的角度来讲，应该根据更年期抑郁症患者的不同需求，采取有针对性的情绪疏导，改善病患对疾病的认知，明确告知他们治疗的意义。同时，要对患者采取正向鼓励、“肯定性训练”，指导其合理地发泄不良情绪。

社会支持层面，良好的社会支持有利于患者保持积极心态，正确面对治疗，而社会支持程度低下会导致患者自尊心受挫，回避与外界接触。所以病患的家属、朋友应多给予更年期抑郁症患者情感、经济、生活等方面的支持，鼓励患者多参加社会活动，充分发动可利用的社会资源帮助患者，降低患者的病耻感。

41.我的情况是特殊的吗?

有些更年期抑郁症患者在明确诊断后，由于病耻感的存在，会产生诸如“我没干过什么坏事，为什么只有我生病，别人都不这样”“我怎么这么倒霉”的负面想法，使得抑郁症愈来愈重。其实，这是由于对于本病的认知局限导致的。从流行病学的角度来看，更年期抑郁症是一种慢性、复发性的疾病。有数据显示，该病的总发病率约占更年期人群的5.8%，而显示抑郁症状患病率接近30%，比例是相当高的，而且其发病率逐年上升，并不是一种罕见的疾病。因此，患者大可不必认为自己得了本病就是那个特殊的个体。

更年期抑郁症的发病轻重，与教育程度、职业、居住环境、体质分型、有无更年期症状、有无慢性疾病等因素相关，与遗传也有一定关系。从地域角度来讲，农村发病率高于城市。性兴趣降低和对夫妻关系、家庭经济收入、居住环境、工作生活不满意者出现抑郁症状的概率，明显高于性兴趣无明显变化和对生活总体状态较满意者。如果同时伴有躯体性疾病，则其出现抑郁症状的概率明显高于无躯体疾病史者。平素性格内向、多愁善感、胆小怕事、情绪敏感、容易激动、追求完美者也较容易出现抑郁症状。

此外，如果更年期抑郁症患者本身睡眠不好，低质量的睡眠也可能会使抑郁症状加重，因此更年期抑郁症患者更要注重全身各系统的调理。

第四篇

更年期抑郁症就医须知

42. 更年期抑郁症就诊科室选择

更年期抑郁症的核心症状如超过半个月仍然不缓解，或者有加重的趋势时，可以有针对性地前往精神科、心理科、妇科、中医科等科室就诊。其中，首选精神专科医院。经过精神科医师筛查和评估后，可根据患者疾病的轻重程度，制定个性化诊疗方案。

如诊断为轻度抑郁，则需要定期随访观察，同时，纠正生活中的不良习惯，提高自身免疫力，做到规律作息，适度锻炼，调节情绪，饮食节制，通过健康科学的生活习惯帮助自己远离更年期抑郁症。中医药治疗和心理治疗均有较好的治疗效果。

中度抑郁则必须由精神科医师制订诊疗计划，考虑心理咨询或心理治疗。心理医师会从患者的个性、认知习惯、行为习惯、所接触的社会环境等方面进行调整和引导，随访观察，必要时给予药物治疗。如果考虑有内分泌紊乱，如雌激素缺乏，也可以用激素疗法。

如果确诊为重度抑郁，应立即开始抗抑郁药物治疗，必要时至精神卫生医疗机构住院治疗，并联合心理治疗。在服用西药控制抑郁症的同时，可以配合服用中药汤剂，通过综合治疗改善患者症状。

43. 患者到精神科就诊前需要做哪些准备?

对于一个既往没有精神科就诊经验的更年期抑郁症患者来讲，在就医前需要做什么准备呢?

首先，要放松心情，相信医生的职业操守和专业水平。如果您是初诊，也就是第一次到精神类专科医院就诊，在排除了器质性疾病的前提下，需要将发病的经过仔细回忆、梳理，记录下来。例如，您最早出现躯体症状或情绪变差的时间及有无诱发原因（情绪刺激、身体疾病、应激性生活事件等），疾病发作时的症状及自身感受，何时症状会有所缓解，症状出现以后对正常工作、生活造成了什么影响等。还需要回忆家族中是否有人出现过相似的症状或者确诊过精神类疾病，尤其是直系亲属，这对疾病的诊断具有重要意义。回忆最近一周的饮食、睡眠情况及体重变化，是否有食欲变差，体重减轻，难以入睡或易醒、多梦的情况出现。初诊时，如果自身的精神状态较好，可以由自己向医生叙述病情，若自身状态较差，也可由家属代诉病史。经过详细的沟通，医生会对患者所患疾病进行诊断，制定诊疗方案，详细交代药物的服用方法和注意事项，约定复诊日期。

如果您是复诊，需要向医生详细描述自上次就诊以来，自己服药后情绪和症状是否有所变化，是否出现副作用，饮食、睡眠是否有所改善。医生会根据描述来判断治疗方案是否合理，药量是否合适，疗效是否达到预期，以便及时修改治疗方案，调整药物的种类和剂量。

在整个就诊过程中，需要注意的是复诊要及时，一定要按照医嘱进行服药，切不可擅自减少药量或停药，如果服药期间出现不良反应，则需咨询过医生后才可对用药方案进行调整。若为长期服药的状态，且病情较为稳定，可与医生商定后，适当延长复诊时间。大多数患者在经过一段时间的专业治疗后，病情会得到控制，症状会有明显缓解，因此，一定要充分相信自己和主治医生，只有患者和医生紧密合作，才能早日走出更年期抑郁症的阴霾。

44. 如何有效地与医生沟通？

医生对患者进行病史采集，包括询问患者的主诉、现病史、既往史、过敏史、个人史、婚育史和家族史。患者如何向医生准确、高效、全面地陈述病情，也是一门学问。在这个过程中，不需要紧张，配合医生的询问，如实回答就可以了。

然而，在就诊时，患者往往只顾描述自己的委屈和痛苦，有时会语言重复，而不自主地忽略了其他症状，造成病史描述的不全面。因此，必须用凝练的语言描述自己最痛苦的症状和持续时间，即本次就诊最想要解决的问题，这样也就完成了主诉的问诊。

在采集现病史的过程中，医生也会用询问的方式引导患者叙述出最想要得到的信息，以便做诊断和制定治疗方案。此时，需要患者准确描述症状从何时、由何原因开始发生，症状发作的频率和伴随症状，病情的发展过程，有无前往医院就诊，诊断是否明确，用了什么药，用后缓解情况，以及自身的精神、情绪、体力、饮食、睡眠、二便情况，体重有无变化等，将这些信息详细、全面地进行描述，即完成了现病史的问诊。

患者描述既往史和过敏史，则需要说明是否有高血压、心脏病、糖尿病等慢性病史及现在是否病情稳定，有无肝炎、结核类传染病史，是否做过手术，有无外伤、输血史，对药物、食物有无过敏等几个方面。

医生询问个人史和婚育史、家族史，主要是想了解患者有无疫区、粉尘区域的接触史，吸烟、饮酒情况，女性经带胎产史，以及祖上三代有无遗传病等。这些经历看似与疾病的诊断风马牛不相及，实则有着千丝万缕的联系，特别是对于更年期抑郁症的诊断，有着重要的意义。而明确诊断后，制定的治疗方案也要充分评估和其他正在服用的药物联合使用所带来的风险。

在体格检查中，可能医生没有那么多时间做全套的体格检查，只会根据患者的不适症状有针对性地查体，当体格检查有阳性体征时，会让患者抽血，留取痰、尿、便等进行实验室检查，以及进行量表测定、心电图、胸片、B 超等辅助检查，综合以上几个方面，才能对疾病进行初步诊断。如果是去中医科就诊，还会有脉诊等检查。

45. 更年期抑郁症诊断所需做的检查有哪些？

在前边我们已经了解，抑郁症是可以由一些疾病导致的，因此更年期抑郁症的诊断前提是排除器质性疾病，如内分泌系统、神经系统、循环系统的某些可能导致抑郁症状的疾病，可能会用到验血、CT、超声等检查。具体做哪些检查，医生会根据对患者的问诊及查体情况来判断。

在排除机体疾病引发的继发性抑郁症后，医生会进行进一步筛查，通过心理测评、睡眠电生理检查、神经免疫学检查、神经内分泌检查、安全风险评估等检查，以及必要的性激素检测等，来进一步评估。心理测评需要一系列量表来综合评价，如汉密尔顿抑郁量表（HAMD）、汉密尔顿焦虑量表（HAMA）、中文版更年期评定量表、中文版标准 Greene 更年期量表等，这些量表是筛查抑郁症的常见手段，可以直观了解患者的心理和精神状态，评估患者患病的严重程度。另有睡眠电生理检查如睡眠脑电监测。神经免疫学检查和神经内分泌检查包括免疫学功能和下丘脑 - 垂体 - 肾上腺轴的相关检测。安全风险评估检查主要对患者自杀风险、攻击冲动风险等方面进行评估，如果患者已经出现自残、自杀等危害自身生命安全的想法或行为，应尽早做出防范措施。性激素检测包括促卵泡生成素、促黄体生成素、雌二醇、催乳素、孕酮、睾酮等的检测，可以了解是否存在内分泌失调的情况，以便制定针对性的治疗方案。

总之，更年期抑郁症要经过精神科医师根据诊断标准进行临床评估，结合相关辅助检查才能最终确诊，以做到对患者负责，患者尽可放心。

46. 更年期抑郁症相关的测评量表有哪些？

在更年期抑郁症的诊断过程中会用到很多检测量表。量表是较为科学的检查方法，是对精神、心理疾患非常重要的客观评价依据，因为精神类疾病的诊断主要依靠患者病史和临床症状的叙述，检验和检查结果仅为辅助手段。更年期抑郁症测评量表的种类与抑郁症的诊断量表大致相同，通过对量表中的条目进行评分，可以评价患者的心理和精神状态，辅助疾病的诊断和治疗方案的调整，主要分为他评量表和自评量表。同时，由于更年期抑郁症患者发病时间的特殊性，还有一些针对性的测评量表。

他评量表是在医院等医疗场所，由专业的精神科医师及心理医师或受过培训的医务人员对测试者进行询问后，根据量表的不同条目的评分标准进行评分，得出总评分和结论。虽然准确性较高，但受到场地等限制，便利性稍差。较为常用的包括汉密尔顿抑郁量表（HAMD）、蒙哥马利抑郁量表（MADRS）、哥伦比亚自杀严重程度评定量表（C-SSRS）等。其中，HAMD 如表 5 所示，是临床上评定抑郁状态时普遍使用的量表，评定时由专科医师或经过专业培训的两名评定者对患者进行联合评价，一般采用的方式为面对面交谈与观察，检查结束后由两名评定者分别独立评分，评定方法简便，标准明确。

自评量表则由测试者按照量表不同条目的描述，根据自己的感受进行自我评价，其优点是简单易行，且题目通常较少，不会占用太多时间，此外也不受场地限制，可随时在网络上进行在线测评。常用的为 Zung 抑郁自评量表（SDS）、健康问卷抑郁量表（PHQ-9）、快速抑郁障碍症状自评问卷（QIDS-SR）、Beck 抑郁自评量表（BDI）、90 项症状清单（SCL-90）、焦虑自评量表（SAS）等。SDS 是抑郁自评量表，用于衡量抑郁状态的轻重及在治疗中的病情变化。该量表操作简单，容易掌握，主要用于具有抑郁症状的成年人的临床筛查，在心理咨询门诊及精神科门诊就诊的患者和住院精神病患均可使用，但对严重阻滞症状的抑郁患者，评定有困难。抑郁自评量表的评分不受年龄、性别、经济状况等因素影响，在临床使用中方便易行，应用广泛。

由于更年期抑郁症患者的抑郁症状和更年期症状是混杂在一起的，而且常常伴有焦虑表现，因此除了用以上量表进行评价外，还用更年期综合征的 Kupperman 评分法、中文版更年期评定量表、中文版标准 Greene 更年期量表等，来综合评价更年期抑郁症的症状表现。

表 5　汉密尔顿抑郁量表（HAMD）

序号	项目	分值	分数
1	抑郁情绪	0 分 = 没有； 1 分 = 只在问到时才诉述； 2 分 = 在访谈中自发地表达； 3 分 = 不用言语也可以从表情、姿势、声音或欲哭表现中流露出这种情绪； 4 分 = 自发言语和非言语表达（表情、动作）几乎完全表现为这种情绪	
2	有罪感	0 分 = 没有； 1 分 = 责备自己，感到自己已连累他人； 2 分 = 认为自己犯了罪，或反复思考以往的过失和错误； 3 分 = 认为目前的疾病是对自己错误的惩罚，或有罪恶妄想； 4 分 = 罪恶妄想伴有指责或威胁性幻觉	
3	自杀	0 分 = 没有； 1 分 = 觉得活着没有意义； 2 分 = 希望自己已经死去，或常想与死亡有关的事； 3 分 = 消极观念（自杀念头）； 4 分 = 有严重自杀行为	
4	入睡困难（初段失眠）	0 分 = 没有； 1 分 = 主诉入睡困难，上床半小时后仍不能入睡（要注意其平时入睡时间）； 2 分 = 主诉每晚均有入睡困难	

续表

序号	项目	分值	分数
5	睡眠不深（中段失眠）	0 分 = 没有； 1 分 = 睡眠浅，多噩梦； 2 分 = 半夜（晚 12 时以前）曾醒来（不包括上厕所）	
6	早醒（末段失眠）	0 分 = 没有； 1 分 = 有早醒，比平时早醒 1 小时，但能重新入睡，应排除平时习惯； 2 分 = 早醒后无法重新入睡	
7	工作和兴趣	0 分 = 没有异常； 1 分 = 提问时才诉述； 2 分 = 自发地直接或间接表达对活动、工作或学习失去兴趣，如感到没精打采，犹豫不决，不能坚持或需强迫自己去工作或劳动； 3 分 = 活动时间减少或成效下降，住院患者每天参加病房劳动或娱乐不满 3 小时； 4 分 = 因目前的疾病而停止工作，住院者不参加任何活动或者没有他人帮助便不能完成病室日常事务（注意不能凡住院就打 4 分）	
8	阻滞（指思维和言语缓慢，注意力难以集中，主动性减退）	0 分 = 没有； 1 分 = 精神检查中发现轻度阻滞； 2 分 = 精神检查中发现明显阻滞； 3 分 = 精神检查进行困难； 4 分 = 完全不能回答问题（木僵）	
9	激越	0 分 = 没有； 1 分 = 检查时有些心神不定； 2 分 = 明显心神不定或小动作多； 3 分 = 不能静坐，检查中曾起立； 4 分 = 搓手，咬手指、头发，咬嘴唇	
10	精神性焦虑	0 分 = 没有； 1 分 = 问及时诉述； 2 分 = 自发地表达； 3 分 = 表情和言谈流露出明显忧虑； 4 分 = 明显惊恐	

续表

序号	项目	分值	分数
11	躯体性焦虑（指焦虑的生理症状，包括口干、腹胀、腹泻、打呃、腹绞痛、心悸、头痛、过度换气和叹气，以及尿频和出汗）	0 分 = 没有； 1 分 = 轻度； 2 分 = 中度，有肯定的前述症状； 3 分 = 重度，前述症状严重，影响生活或需要处理； 4 分 = 严重影响生活和活动	
12	胃肠道症状	0 分 = 没有； 1 分 = 食欲减退，但不需他人鼓励便自行进食； 2 分 = 进食需他人催促或请求，以及需要应用泻药或助消化药	
13	全身症状	0 分 = 没有； 1 分 = 四肢、背部或颈部沉重感，背痛、头痛、肌肉疼痛、全身乏力或疲倦； 2 分 = 症状明显	
14	性症状（指性欲减退、月经紊乱等）	0 分 = 没有； 1 分 = 轻度； 2 分 = 重度； 3 分 = 不能肯定，或该项对被评者不适合（不计入总分）	
15	疑病	0 分 = 没有 1 分 = 对身体过分关注； 2 分 = 反复考虑健康问题； 3 分 = 有疑病妄想； 4 分 = 伴幻觉的疑病妄想	
16	体重减轻	按病史评定： 0 分 = 没有； 1 分 = 患者诉说可能有体重减轻； 2 分 = 肯定体重减轻。 或按体重记录评定： 0 分 = 1 周内体重减轻 0.5 kg 以内； 1 分 = 1 周内体重减轻 0.5～1 kg； 2 分 = 1 周内体重减轻超过 1 kg	

续表

序号	项目	分值	分数
17	自知力	0分=知道自己有病，表现为忧郁； 1分=知道自己有病，但归咎于伙食太差、环境问题、工作过忙、病毒感染或需要休息； 2分=完全否认有病	
18	日夜变化（如果症状在早晨或傍晚加重，先指出是哪一种，然后按其变化程度评分）	0分=早晚情绪无区别； 1分=早晨或傍晚轻度加重； 2分=早晨或傍晚严重	
19	人格解体或现实解体（指非真实感或虚无妄想）	0分=没有； 1分=问及时才诉述； 2分=自发诉述； 3分=有虚无妄想； 4分=伴幻觉的虚无妄想	
20	偏执症状	0分=没有； 1分=有猜疑； 2分=有牵连观念； 3分=有关系妄想或被害妄想； 4分=伴有幻觉的关系妄想或被害妄想	
21	强迫症状（指强迫思维和强迫行为）	0分=没有； 1分=问及时才诉述； 2分=自发诉述	
22	能力减退感	0分=没有； 1分=仅于提问时方引出主观体验； 2分=主动表示有能力减退感； 3分=需鼓励、指导和安慰才能完成病室日常事务或个人卫生； 4分=穿衣、进食、铺床或个人卫生均需要他人协助	

续表

序号	项目	分值	分数
23	绝望感	0分＝没有； 1分＝有时怀疑“情况是否会好转”，但解释后能接受； 2分＝持续感到“没有希望”，但解释后能接受； 3分＝对未来感到灰心、悲观和绝望，解释后不能排除； 4分＝自动反复诉述“我的病不会好了”或诸如此类的情况	
24	自卑感	0分＝没有； 1分＝仅在询问时诉述有自卑感，感到自己不如他人； 2分＝自动诉述有自卑感； 3分＝主动诉说自己一无是处或低人一等（与评2分者只是程度的差别）； 4分＝自卑感达到妄想的程度，例如“我是废物”或类似情况	

注：①HAMD大部分项目采用0～4分的5级评分法（0：无；1：轻度；2：中度；3：重度；4：很重），少数项目采用0～2分的3级评分法（0：无；1：可疑或轻微；2：有明显症状）。②结果判定：总分＜8分，诊断为正常；总分为8～20分，诊断为可能有抑郁症；总分为21～35分，诊断为可确诊抑郁症；总分＞35分，诊断为严重抑郁症。

47. 更年期抑郁症患者的焦虑有哪些表现?

更年期抑郁症患者也常会有焦虑的情况，最常见的包括情绪上的焦虑症状和躯体上的焦虑症状。前者包括心情不舒畅、不愉快，感到紧张不安、担心害怕，甚则惊恐等。躯体上的不适症状则包含自主神经兴奋的表现，如心慌、心悸、胸闷、呼吸困难、气促、头晕、视物模糊、汗出、口干、吞咽困难、恶心、呕吐、胃痛、腹痛、腹胀、腹泻、睡眠障碍、排尿不适等表现。此外，还表现为运动性不安和警觉性增高。所谓运动性不安，指患者经常不能静坐，来回走动，搓手顿足，紧张不安，或见眼睑、面肌、手指震颤，或眉头紧锁，肢体肌肉紧张、疼痛，或疲乏无力等。若伴随明显的睡眠障碍，觉醒度增高，对外界刺激过分敏感，出现惊跳反应，即为警觉性增高的表现。

48. 如何对更年期抑郁症患者的焦虑症状进行测评？

在测评焦虑症状时，使用的量表一般有自评量表与他评量表两种。

常用的自评量表为焦虑自评量表（SAS），该量表用于衡量焦虑状态的轻重和治疗效果，用于评价焦虑患者的主观感受，适用于评价具有焦虑症状的成年人。应注意的是，它只能用于疗效评估，一般不用于诊断。

常用的他评量表为汉密尔顿焦虑量表（HAMA），它是评定焦虑症的重要诊断量表，临床上常将其用于焦虑症的诊断及程度划分。HAMA 主要用于评价焦虑和抑郁障碍患者焦虑症状的严重程度和评估各种药物、心理干预效果，不适宜于评估各种精神病时的焦虑状态。并且本量表与汉密尔顿抑郁量表（HAMD）有一些重复的项目，如抑郁心境、躯体性焦虑、胃肠道症状及失眠等，故无法鉴别焦虑症与抑郁症。HAMA 如表 6 所示。

表 6　汉密尔顿焦虑量表（HAMA）

序号	项目	表现	无	轻	中	重	极重
1	焦虑心境	担心、担忧，感到有最坏的事将要发生，容易激惹	0	1	2	3	4
2	紧张	紧张感、易疲劳、不能放松，情绪反应，易哭、颤抖、感到不安	0	1	2	3	4
3	害怕	害怕黑暗、陌生人、一人独处、动物、乘车或旅行及人多的场合	0	1	2	3	4
4	失眠	难以入睡、易醒、睡得不深、多梦、夜惊、醒后感到疲倦	0	1	2	3	4
5	认知功能	或称记忆、注意障碍，注意力不能集中，记忆力差	0	1	2	3	4
6	抑郁心境	丧失兴趣、对以往爱好缺乏快感、抑郁、早醒、昼重夜轻	0	1	2	3	4

续表

序号	项目	表现	无	轻	中	重	极重
7	躯体性焦虑（肌肉系统）	肌肉酸痛、活动不灵活、肌肉抽动、肢体抽动、牙齿打战、声音发抖	0	1	2	3	4
8	躯体性焦虑（感觉系统）	视物模糊、发冷发热、软弱无力感、浑身刺痛	0	1	2	3	4
9	心血管系统症状	心动过速、心悸、胸痛、血管跳动感、昏倒感、心搏脱漏	0	1	2	3	4
10	呼吸系统症状	胸闷、窒息感、叹息、呼吸困难	0	1	2	3	4
11	胃肠道症状	吞咽困难、嗳气、消化不良（进食后腹痛、腹胀、恶心、胃部饱感）、肠动感、肠鸣、腹泻、体重减轻、便秘	0	1	2	3	4
12	生殖泌尿系统症状	尿意频数、尿急、停经、性冷淡、早泄、阳痿	0	1	2	3	4
13	自主神经系统症状	口干、潮红、苍白、易出汗、起鸡皮疙瘩、紧张性头痛、毛发竖起	0	1	2	3	4
14	会谈时行为表现	一般表现：紧张、不能松弛、忐忑不安、咬手指、紧紧握拳、摸弄手帕、面肌抽搐、不宁顿足、手发抖、皱眉、表情僵硬、肌张力高、叹息样呼吸、面色苍白 生理表现：吞咽、打呃、安静时心率快、呼吸快（20 次 /min 以上）、腱反射亢进、震颤、瞳孔放大、眼睑跳动、易出汗、眼球突出	0	1	2	3	4

项目和评定标准：① HAMA 所有项目采用 0～4 分的 5 级评分法，各级的标准为：0 分为无症状，1 分为轻度，2 分为中度，3 分为重度，4 分为极重度。②总分能较好地反映病情严重程度，按照全国量表协作组提供的资料，总分超过 29 分，可能为严重焦虑；超过 21 分，肯定有明显焦虑；超过 14 分，肯定有焦虑；超过 7 分，可能有焦虑；如不超过 7 分，就没有焦虑症状。一般划界分，HAMA14 项分界值为 14 分。

第五篇

更年期抑郁症的药物治疗

49. 更年期抑郁症的治疗目标是什么？

更年期是女性重新建立心理和生理平衡的重要时期，在这个特殊的阶段，女性会经历生理、心理等各方面的转变。如果在这个时期患有抑郁症或者原有抑郁症发作，患者会经历叠加的痛苦，不仅出现更年期综合征的各种表现，还会出现思维与活动迟缓、情绪低落、兴趣下降，严重者可能会对生活失去希望，甚至产生自杀行为，对患者和家庭、社会都产生巨大影响。因此，更年期抑郁症的治疗，需要兼顾更年期和抑郁症两方面。

首先，在改善更年期综合征的相关症状表现的同时，还需要提高抑郁症治疗的显效率和临床治愈率，以达到最大限度降低病残率和自杀率的目的。

其次，多数抑郁症病例有反复发作的倾向。相关研究显示，治疗后，症状完全缓解的患者复发率可达 13%，而部分症状缓解的患者复发率更是高达 34%，因此，抑郁症成功治疗的关键在于彻底消除临床症状，以减少复发。

再次，需要提高患者的生存质量，恢复其正常的生活和社会交往能力，达到真正意义上的治愈，而不仅是以症状的消失作为评判标准。

最后，是预防抑郁症的复发。抑郁症作为有较高复发性的疾病，环境、行为和应激事件可以对基因表达有显著影响。抑郁复发可影响大脑的生化过程，增加对环境应激的敏感性。可通过适当药物治疗来减少发作和降低基因激活的生化改变，从而减少复发。更年期女性群体尤其需注意。

50. 更年期抑郁症治疗的基本流程

a. 首先需要诊断明确，仔细询问病史，认真进行体格检查及专科检查、精神状态评定，区分抑郁症及其他疾病导致的抑郁症状。

b. 对于已经确诊抑郁症的患者，最重要的是判断抑郁症的严重程度，详细分析患者的发病过程和目前的症状，通过一系列量表，客观判断患者工作、生活能力是否受到影响，有无自杀的风险。

c. 初步分析病因。医生通过了解患者的家庭和婚姻情况、生活及工作状态、社会交往能力和机体健康情况，追寻可能导致疾病的原因，以便针对病因进行心理治疗和其他支持治疗。

d. 根据患者的发病原因、症状及严重程度选择适合的诊疗方案，如药物治疗、物理治疗、心理治疗、中医药治疗等，综合调整，以期尽快改善患者的病情，治愈疾病。

51. 更年期抑郁症药物治疗的基本原则

抑郁症有前驱期、急性期、恢复期、康复期这几个不同发病阶段，不同时期的药物治疗各有特点。

a. 前驱期指在发病前数日、数周已经出现较轻微的情绪低落、兴趣减低等症状，但并未达到抑郁症的诊断标准的时期。此时若症状较轻，病因（诱发因素、人格因素等）明确，可考虑以心理治疗为主；如果症状较重，则应该以药物治疗为主。

b. 急性期指抑郁症急性发作时期。急性期应尽早使用抗抑郁药，如疗效不佳可考虑转换治疗、增效治疗或联合治疗。应用药物治疗时，应注意药物剂量要尽可能采用最小有效剂量，使不良反应减至最低，以提高服药依从性；若小剂量疗效不佳，则可根据不良反应和耐受情况，增至足量和足疗程；如仍无效，可考虑换药，改用同类其他药物或作用机制不同的另一类药物。用药时要注意监测药物治疗的不良反应。根据病情需要，药物治疗还可以联合使用其他疗法，如物理治疗、心理治疗、社会干预治疗等，减少应激性生活事件的发生。

c. 对于恢复期的患者，如果药物治疗已使病情缓解，应连续使用同剂量药物 3 ~ 6 个月，之后再减量维持治疗。忌减少药物剂量太快，更不要随意停药，防止抑郁症再次复发。药物治疗同时也可配合心理治疗，可以减少应激反应，增加社会支持。

d. 对于康复期的患者，应继续监测药物治疗的不良反应，此时一般以心理治疗为主，同时向患者及家属积极宣教抑郁发作的前驱症状和行为，一旦出现早期症状，应及时干预，防止复发。

e. 定期进行疗效评价，及时调整治疗方案，这有助于提高疗效，增加患者治疗的信心。良好的医患关系也有助于增加患者药物治疗的依从性。

52. 应用激素替代治疗能治愈我的更年期抑郁症吗？

激素替代治疗（HRT）是一种治疗更年期抑郁症的有效方法，常用药物包括雌激素、孕激素及其复方制剂。通过补充雌激素、孕激素可以缓解更年期女性的情绪症状，该治疗对绝经相关症状如潮热、盗汗、睡眠障碍、阴道干涩、性交疼痛、皮肤变薄等有较好的疗效，对认知功能下降也能起到一定的保护作用。原则上处在更年期的女性在卵巢功能开始减退并出现相关症状后即可使用，但在实际临床诊疗过程中，需要专科医生评估患者应用 HRT 的风险与效果。因此，更年期抑郁症患者在应用 HRT 时，一定要在专科医生指导下进行，不要自行盲目补充雌激素，以免增加额外的健康风险。

需要注意的是，虽然 HRT 可以缓解包括抑郁情绪在内的更年期症状，但一旦患者确诊了更年期抑郁症，单纯应用 HRT 对于抑郁症的治疗效果有限，还需要根据患者具体情况，针对抑郁症制定综合的治疗方案。

53. 所有更年期抑郁症女性都可以应用激素替代治疗吗?

虽然恰当应用激素替代治疗能改善更年期症状，对于更年期抑郁也有一定改善作用，且服用起来非常方便，但我们仍然强烈不建议患者未经医生指导自行用药。因为并非所有更年期抑郁症女性都可以应用 HRT，在应用 HRT 前，要注意避开其禁忌证，包括原因不明的阴道出血或子宫内膜增生；已知或怀疑患有乳腺癌；已知或怀疑患有与性激素相关的其他恶性肿瘤；活动性静脉或动脉血栓栓塞性疾病（最近 6 个月内）；严重肝肾功能障碍；血卟啉症、耳硬化症、系统性红斑狼疮；脑膜瘤（禁用孕激素）等等。另外，患有子宫肌瘤、子宫内膜异位症、尚未控制的糖尿病及严重高血压、胆囊疾病、癫痫、偏头痛、哮喘、高催乳素血症、乳腺良性疾病以及有血栓形成倾向或乳腺癌家族史的患者，应在医生评估下，慎用此治疗方法。对于那些尚处在育龄期的女性、已知或怀疑妊娠者也要慎用 HRT。

54. 激素替代治疗方案应用原则

激素替代治疗方案在临床的使用有以下原则：有适应证、无禁忌证时建议应用 HRT；无适应证或存在禁忌证时不应用 HRT；有适应证同时合并其他疾病时，在排除禁忌证后，可于控制其他疾病的同时，应用 HRT；症状的发生可能与绝经有关，也可能与绝经无关，难以即刻辨明，并且无禁忌证时，可行短期试验性应用。HRT 方案主要用雌激素，可辅以孕激素。单用雌激素适用于已切除子宫，不需要保护子宫内膜的女性；单用孕激素（周期使用）可用于绝经过渡期，调整卵巢功能衰退过程中出现的月经问题。联合应用雌、孕激素适用于有完整子宫的女性，合用孕激素的目的在于对抗雌激素促子宫内膜过度生长的效果，起保护作用；此外，二者对增进骨骼健康可能有协同作用。

虽然以上治疗原则主要由专科医生掌握，但对于更年期抑郁症患者来讲，了解以上原则，也有助于患者与医生顺畅沟通治疗方案。

55. 激素替代治疗的药物有哪些?

激素替代治疗的药物包括雌激素、孕激素及其复方制剂。雌激素分为天然和合成两大类，此外还有植物雌激素。一般来说，临床推荐应用天然雌激素进行替代疗法。用于 HRT 的孕激素有天然孕激素和合成孕激素，常与雌激素合用。雌激素是 HRT 的中心。HRT 过程中需要注意的是，患者不宜自行用药，应遵医嘱。治疗后应由医师判断是否达到目的、有无不良反应，评价是否需要继续应用或调整方案。

56. 应用激素替代治疗是否有副作用？

激素替代治疗是很多更年期女性在就诊过程中被给予的治疗方案，应用此疗法对于缓解更年期症状有较为明显的作用，但在使用的过程中，也需要注意采用此疗法可能产生的副作用。例如，有研究发现，激素替代治疗有可能会增加女性胆囊炎、乳腺癌、子宫内膜癌、卵巢癌的发病风险；长期应用激素替代治疗的患者，要注意中风、肺栓塞的风险。所以，激素替代治疗应该严格遵医嘱进行，对于药物种类选择、剂量调整和用药时间的干预，均应由医师依据患者症状及辅助检查、相关量表评分等综合评判决定。患者不可自行加减药量、延长或缩短治疗时间、改换药物等，以免造成上述不良后果。

57. 常用的抗抑郁药分哪几类?

抗抑郁药物治疗是当前能有效缓解抑郁症状及其伴随的焦虑、紧张及躯体症状的方案，国内外常用的抗抑郁药物多达20余种，有效率为60%～80%。按作用机制来划分，常用的几类抗抑郁药包括选择性5-羟色胺再摄取抑制剂（SSRIs）、5-羟色胺和去甲肾上腺素再摄取抑制剂（SNRIs）、去甲肾上腺素能和特异性5-羟色胺能抗抑郁剂（NaSSAs）、三环类抗抑郁药（TCAs）、四环类抗抑郁药（TeCAs）及单胺氧化酶抑制剂（MAOIs）等。TCAs、TeCAs和MAOIs属传统的第一代抗抑郁药，其他均为新型抗抑郁药。在抑郁症的急性期，推荐使用新型抗抑郁药，这类药物疗效和耐受性好，服用方便，且不良反应少，为抑郁障碍指南的推荐用药。

需要注意的是，抗抑郁药属于精神类药物，使用时必须有专科医师的处方，不可擅自服用。

58. 抗抑郁药的治疗策略是什么？

由于抗抑郁药物服药时间相对较长，部分患者可能依从性欠佳，出现自行停药等情况，导致治疗效果不佳。因此，我们有必要了解抗抑郁药物的治疗策略，这有助于加强患者对于本病药物治疗的了解，从而增强服药的依从性。

抑郁的全程药物治疗分为急性期治疗、恢复期（巩固期）治疗和维持期治疗三期。单次发作的抑郁症，超过一半患者会有第 2 次发作，需要维持治疗才能防止复发。急性期治疗推荐 6 ~ 8 周，及时控制症状，尽量达到临床痊愈。治疗抑郁症时，一般药物治疗 2 ~ 4 周开始起效。如果患者用药治疗 4 ~ 6 周无效，可改用同类其他药物或作用机制不同的药物。在恢复期（巩固期）的治疗至少保持 4 ~ 6 个月，原则上应继续使用急性期治疗有效的药物，剂量维持不变。在此期间患者病情不稳，复燃风险较大。而维持期治疗则是为了防止复发，维持治疗结束后，患者病情稳定，可缓慢减药直至终止治疗，但应密切监测复发的早期征象，直至终止治疗。一旦发现有复发的早期征象，迅速恢复原治疗。

一般来说，对于青少年发病、伴有精神病性症状、病情严重、自杀风险大、有遗传家族史的患者，应考虑维持治疗。新型抗抑郁药不良反应少，耐受性好，服用简便，为维持治疗提供了方便。如需终止维持治疗，应在数周的时间内缓慢减量，以便观察有无复发迹象，此举亦可减少撤药综合征。

59. 抑郁症临床痊愈、复燃和复发是什么意思?

在与医生沟通的过程中，或者看一些关于抑郁症的资料时，经常会出现临床痊愈、复燃和复发几个词语，这几个词语有着不同的定义。

临床痊愈（完全缓解）指症状完全消失（HAMD ≤ 7）。

复燃指急性期治疗症状部分缓解（有效，HAMD 减分率≥ 50%）或达到临床痊愈（症状完全消失）时，因过早减药或停药而症状再现，故常需巩固治疗和维持治疗以避免复燃。

复发则是指在临床痊愈之后出现一次新的抑郁发作，维持治疗可有效预防复发。

60. 药物治疗效果不佳，我是得了难治性抑郁症吗？

首先，出现这种情况不要紧张。关于难治性抑郁症的定义，目前精神病学界尚无统一的标准，相对较严谨的诊断标准是：首先应符合《疾病和有关健康问题的国际统计分类》第 10 次修订本（ICD-10）或 / 和《中国精神障碍分类与诊断标准》第 3 版（CCMD-3）抑郁发作的诊断标准，并且用现有的两种或两种以上不同化学结构的抗抑郁药，经足够剂量（治疗量上限，必要时测血药浓度）、足够疗程（6 周以上）治疗，无效或收效甚微者，可以诊断为难治性抑郁症。

医生如果要诊断难治性抑郁症则需要考虑非常多的影响因素，如是否采用了相对严谨的诊断标准、患者的不良反应是否影响了有效治疗剂量、患者依从性如何、药物使用方式是否合理、治疗结果的评价是否准确、患者其他躯体疾病及精神病性障碍对抑郁症治疗的影响等。只有全面考虑影响因素，才能对难治性抑郁症进行正确的诊断，单纯经过足够疗程时间的治疗却收效甚微，这并不能确定就是难治性抑郁症。而难治性抑郁症患者占抑郁症所有患者的 10% ~ 20%，可以说这个比例并不低。因此，即便是被医生诊断为难治性抑郁症，也不要恐慌，你并不是一个人有这种情况。要相信通过医生对治疗方案的调整，以及我们对医生治疗的积极配合，我们是有非常大的希望战胜抑郁症的。

61. 服用抗抑郁药物需要注意的事情

对于抑郁症，一般药物治疗 2 ~ 4 周开始起效。大部分抗抑郁药物都有一些不良反应，并且通常在开始用药的最初几周内发生。对大多数患者来说，这些不良反应是轻微的，随着时间的推移会消失。但部分人可能会有明显且持续的不良反应，需要给予一定的对症处理，或更换另一种抗抑郁药并重新计算疗程。

抗抑郁药物引发的心血管系统的不良反应表现为高血压、高血压危象及直立性低血压等，消化系统的不良反应表现为便秘、口干、胃肠道出血、肝脏毒性、恶心、呕吐等，泌尿生殖系统的不良反应包括排尿困难、性功能障碍、性高潮障碍等，神经系统的不良反应常表现在头痛、肌阵挛、癫痫、激越、静坐不能、失眠、镇静等，其他方面则还有胆固醇增加、体重增加、视力模糊、磨牙症、多汗、跌倒风险、骨质疏松等表现。

除此之外，患者有意或误服过量的抗抑郁药以致中毒的事件在治疗过程中也时有发生，抗抑郁药中以三环类抗抑郁药（TCAs）过量中毒危害最大。TCAs 过量中毒的临床主要表现为兴奋、谵妄、躁动、高热、肠麻痹、瞳孔扩大、肌阵挛和强直、反射亢进、心律失常、低血压，严重者可能出现昏迷、呼吸抑制、心搏骤停而死亡。若发现服药过量，应第一时间前往医院，及时向医生说明具体药物名称及服用剂量，让医生决定进一步的紧急治疗方案。通常情况下，医生开具 TCAs 药物门诊处方量每次不超过 2 周，并会嘱家属妥善保管。患者在药物治疗过程中，应注意遵医嘱服药，不要过量。患者家属也应监督，并注意观察患者情绪等，尽量减少患者故意过量服药的风险。

62. 抗抑郁药物可以和治疗其他疾病的药物一起服用吗？

一般来说，更年期抑郁症的治疗药物在适应证的范围内，如果没有出现不良反应，则可在医师指导下，按照疗程服用。在服药过程中，还需要注意抗抑郁药物与某些药物不宜一起服用，如抗抑郁药物与减肥药不可同时使用，因为某些减肥药物的药理作用与抗抑郁药作用相似，二者较为容易发生药物联合作用；在抗抑郁药物使用期间，建议不要补充成品维生素C，因其与抗抑郁药物同时使用，可能增加胃肠道负担。而用于治疗临床常见疾病如冠心病、高血压、2型糖尿病、脑血管病等慢性病的药物是否可以与抗抑郁药物同时使用，需要我们积极与医生、药师沟通，注意安全使用药物，保证药物治疗效果。

63. 治疗期间忘记服药怎么办?

更年期抑郁症是慢性疾病，需要坚持长时间药物治疗。对于需要长期服用精神类药物的患者来说，如果忘记吃药或者有事耽误了吃药，应该如何处理呢?

首先是否补充服药要看时间。如果发现忘记吃药时，距离本该服药的时间不超过正常服药间隔时间的一半，那么可以立即补吃药物；如果发现忘记吃药时距离本该服药的时间已经超过正常服药间隔时间的一半，则应该等到下次吃药时间再按正常剂量来吃。切记如果忘记吃药，无论如何都不能在下次吃药时加量补上，否则可能导致药物过量。以上是绝大多数药物的补药原则，有个别药物需要特殊对待。

更年期抑郁症患者偶尔忘记吃药，按照上述方法补服即可。如果短时间内多次忘记服药，发现抑郁症状加重了，不要自己直接将剂量调整回停药前的状态，因为有的药物直接大剂量服用可能会导致患者耐受性不好、药物副作用强烈。比如氯氮平，停药一段时间再重新吃药时一定要从小剂量开始慢慢加至有效剂量。对于半衰期较长的药物，重新达到比较稳定的有效治疗浓度需要较长时间；对于半衰期较短的药物，药效很快就会消失。由于短时间内多次忘记服药，很有可能会引起病情的反复，所以患者应该及时前往医院就诊，让专科医生调整药物剂量。

64. 西药能帮助我改善哪些更年期抑郁症的症状？

更年期抑郁症的药物治疗既要考虑对抑郁症本身的治疗，又要考虑对患者更年期综合征的调整。从现代医学角度看，更年期抑郁症的治疗药物主要包括改善更年期综合征的激素替代治疗的药物和抗抑郁药物。

激素替代治疗药物的使用对更年期相关症状，尤其是血管舒缩障碍（潮热、盗汗等）、睡眠障碍（疲倦，情绪不振、烦躁、易激动，轻度抑郁）有较好的改善作用，同时，还能缓解泌尿生殖道萎缩相关症状，如阴道干涩疼痛、排尿困难、反复性阴道炎和肠道细菌引起的膀胱炎、性交后膀胱炎、夜尿、尿频和尿急。此外，激素替代治疗还对有骨质疏松症的危险因素（含低骨量）及绝经后骨质疏松症有改善作用，在卵巢功能开始减退并出现相关症状后可使用。

抗抑郁药物是当前治疗各型抑郁症的主要药物，有研究显示其有效率达60%～80%。抗抑郁药物能缓解的临床症状包括心境低落、闷闷不乐、悲痛欲绝、木僵、幻觉、妄想等精神病性症状，具体症状表现如兴趣丧失、无愉快感，精力减退或疲乏感，精神运动性迟滞或激越，自我评价过低，自责或有内疚感，联想困难或自觉思考能力下降，失眠、早醒、睡眠过多等睡眠障碍，食欲降低或体重明显减轻，性欲减退等。按照医嘱，足疗程使用抗抑郁药物，会对这些症状起到明显的改善作用。

第六篇

更年期抑郁症的其他非药物疗法

65. 什么是心理治疗?

心理治疗指通过沟通来处理精神疾患、行为适应不良和其他情绪问题的各种形式的治疗，是就诊者与具有合格资质的心理治疗师共同建立一种人际关系的过程。其间，双方需通过洽谈协商，共同制定以改进就诊者不适宜的观念、态度、情感、行为或环境为目标的计划，并按计划分步骤施行。换言之，心理治疗是特定的专业人员通过采用各种不同的心理学方法和技术，影响就诊者思维、态度、情绪和行为趋向健康的一种互动过程。心理治疗是治疗更年期抑郁症的重要手段之一，可以帮助患者理解和处理负面情绪，从而缓解抑郁症状。

66.常用的心理治疗方法有哪些?

对于更年期抑郁症患者可采用的心理治疗方法较多，常用的心理治疗方法有：

①认知行为疗法　认知行为疗法是一种常用的心理疗法，它可以帮助患者识别和改变负面的思维模式和行为习惯。对于更年期抑郁症患者来说，认知行为疗法可以帮助他们纠正对更年期的错误认知，改变消极的思维模式，从而改善抑郁症状。

②心理动力疗法　心理动力疗法是一种深入探讨个体内心世界的心理疗法，它可以帮助患者了解自己的情感、需求和冲突。对于更年期抑郁症患者来说，心理动力疗法可以帮助他们深入了解自己的内心世界，找到抑郁的原因，从而缓解抑郁症状。

③人际关系疗法　人际关系疗法是一种关注个体的人际关系问题的心理疗法。对于更年期抑郁症患者来说，他们往往面临着家庭、工作和社交等方面的压力，人际关系疗法可以帮助他们改善人际关系，缓解压力，从而缓解抑郁症状。

④集体心理疗法　集体心理疗法可以帮助更年期人群在团体中分享经验和情感，互相支持和理解，从而缓解孤独感和焦虑情绪。集体心理疗法有利于更年期人群的社交支持和心理健康。

⑤自我调节和放松训练　自我调节和放松训练是一种简单易行的心理治疗方法，可以帮助患者缓解焦虑和压力。对于更年期抑郁症患者来说，自我调节和放松训练可以帮助他们放松身心，减轻抑郁症状。

此外，还有许多其他有效的心理疗法，如正念疗法等。可以探讨这些心理疗法的原理和实施方法，以及它们在更年期抑郁症治疗中的效果和适用性。

67. 心理治疗的作用

心理治疗对于更年期抑郁症患者的症状会有不同程度的改善，如使有心理社会应激原的抑郁症状有所缓解，提高正在接受抗抑郁药治疗的患者对服药的依从性，对抑郁症继发的各种不良心理社会性后果（如婚姻不和睦、感到自卑绝望等）产生一定的矫正效果等，使患者最大程度地达到心理社会功能、职业功能恢复，与抗抑郁药联合应用可提高治疗效果、预防复发。

68. 心理治疗的适应证

作为抑郁症急性期的单一治疗，心理治疗的目的与药物治疗相同，都是为了消除抑郁症状和重建正常的社会和职业功能。对于病情未达到严重程度的抑郁症患者，可考虑在急性期单一使用心理治疗。当出现以下情况时，选择心理治疗尤为合适：患者自愿首选心理治疗或坚决排斥躯体治疗；患者有明显抗抑郁药的使用禁忌；患者有明显的心理社会应激源导致抑郁的证据；等等。一旦确定以心理治疗为主，或药物治疗疗效较差改用心理治疗时，治疗师可根据患者的具体情况和自己的擅长领域，选用合适的心理治疗方法。

69. 我需要接受心理治疗吗?

更年期抑郁症患者受到来自更年期变化和来自抑郁症的双重健康影响，每天都在忍受着内心的痛苦。此时，应当及时寻求专业人员的帮助，经医生评估，选择合适的治疗方法。心理治疗是有效辅助药物治疗的重要治疗方法，作为更年期抑郁症患者，如何评估自己是否需要进行心理治疗呢？当你出现以下指征时，可以初步判断你需要接受心理治疗了。

一般指征包括：感到失望和无助；冷淡、兴趣减退或快感丧失；对自我期望过高或理想化；睡眠过多，多梦或噩梦；失眠；感到焦虑不安或活动迟缓；动机或需要缺乏；自卑，不恰当地或过分地自责和惩罚自己；想到死；社交回避，害怕被人拒绝或出丑；心身症状、疑病。

还有一些特殊的临床指征，对于心理医生判断采用哪种心理治疗方法有一定作用，主要包括三方面：

①选用精神动力学治疗的指征　长期的空虚感和低估自己的价值；童年期的丧失或长期与父母分离；既往关系（如与双亲、性伴侣）的冲突；有内省能力；有改变自我表现压抑的能力；能评价梦与幻想；几乎不需要提示和指导；相对稳定的外环境。

②选用认知行为治疗的指征　患者明显地存在对自我、世界和前途的偏见；固执己见的思维方式；对现实的不适应（包括对其他心理治疗效果不好者）；需要中到高度的提示和指导；行为训练和自我帮助有效果。

③选用人际心理治疗的指征　最近与家庭成员或他人发生争执或不和；存在社交或人际交往方面的问题；近来患者发生角色转换或生活改变；不正常的悲伤反应；需要低到中度的提示或指导；环境改变（建立可能的支持性社会关系）有效果。

患者及其家人均需要了解以上心理治疗的指征，并寻求专业医生的帮助。

70. 接受心理治疗需要注意哪些问题?

a. 在心理治疗中，心理治疗师是从事心理健康服务的工作者，会根据患者抑郁症病情轻重及有关临床资料，制定最佳的心理诊疗方案。因此，必须选择正规医疗机构的具有合格资质的人员，这样才能保证治疗效果和诊疗安全。

b. 更年期抑郁症患者在人际交往和沟通方面可能存在一定问题，对未知的治疗方法可能会心存恐惧，因此应尽量多了解一些心理治疗方面的知识，减少对未知世界的恐惧感，这有助于与心理医生建立良好的医患关系，配合治疗。

c. 心理治疗师的职业素养、品格、阅历和经验都会影响治疗的质量，应在选择之前，多方了解，理性选择。对治疗草率、行事武断，甚至披着心理治疗的外衣，进行封建迷信活动的伪心理治疗师，要坚决远离。

d. 心理治疗不是一蹴而就的，在治疗的过程中要保持耐心，加强与治疗师的沟通。

e. 当患者的抑郁症为轻度，经专科医师评估后，选择单纯心理治疗时，应注重当前问题的解决，以消除当下症状为主要目的；如果治疗 6 周后抑郁症状仍无改善，或治疗 12 周后症状缓解不彻底，则需考虑重新检查、评估。

71. 来自体育运动的帮助

体育运动是一种公认的有益于改善更年期抑郁症的方法，可以为患者带来多种益处。例如，有氧运动（如跑步、游泳和骑自行车）可以促进身体内啡肽的分泌，有助于缓解抑郁症状和改善心情。而力量训练也被证明可以改善抑郁症患者的心理状况。运动还可以提高睡眠质量，有助于改善更年期抑郁症患者的疲劳和失眠症状，并能帮助患者建立积极的生活方式和态度，从而更好地应对抑郁情绪，提高自我认知和自我管理能力。团体运动可以帮助患者建立社交网络，提高社交能力和自信心。对于一些身体肥胖的更年期抑郁症患者来讲，运动能够促进新陈代谢，消耗体内多余的脂肪，有助于减重，从而改善患者由于肥胖导致的心理障碍。规律的运动还能降低个体患慢性疾病如高血压、糖尿病、骨质疏松等的风险。此外，体育运动还可以减少抑郁症复发的风险，有利于患者的长期心理健康。

作为药物疗法的补充或替代方案，对于轻度抑郁症患者，运动可能足以缓解症状；而对于中度至重度抑郁症患者，运动可以与药物治疗相结合，以获得最佳的治疗效果。因此，越早建立运动习惯，对于健康的整体调节作用越好。

72. 更年期抑郁症患者适合的运动种类有哪些？

在运动锻炼的过程中，患者可以根据运动目的或者专家给出的运动方案，寻找适合自己的项目。针对更年期抑郁症患者的运动项目通常分为以下几类：

①有氧运动　如快走、慢跑、游泳或骑自行车，这些运动可以帮助提高心肺功能。建议每周进行至少 150 min 的中等强度有氧运动，或者 75 min 的高强度有氧运动。

②力量训练　如举重、俯卧撑、仰卧起坐等，可以帮助增强肌肉力量，改善身体姿势，预防骨质疏松。建议每周进行 2 ~ 3 次全身力量训练。

③伸展和柔韧性训练　如瑜伽、广播体操等，可以帮助提高身体的柔韧性和平衡性，减轻关节疼痛。建议每周进行 2 ~ 3 次伸展和柔韧性训练。

④传统导引术　如太极拳、八段锦等，这些传统导引术注重呼吸的调节和身体的放松，有助于缓解患者焦虑和抑郁的情绪。

⑤日常活动　尽可能地保持日常活动，如散步、园艺、家务等，这些活动也有助于改善血液循环，促进新陈代谢。

73. 如何选择运动项目?

对于更年期抑郁症患者，要选择合适的运动项目，首先应当了解患者的身体状况、兴趣爱好和运动偏好。有些患者可能喜欢室内运动，如瑜伽、太极拳等，而另一些患者则更喜欢户外运动，如散步、跑步等，结合患者的兴趣爱好选择运动项目，有利于提高其运动参与度和坚持性。

另外，不同类型的运动项目对于人体健康的促进作用各有侧重，如快走、慢跑、游泳等，可以促进血液循环和新陈代谢，有助于缓解抑郁症状；瑜伽、太极拳、冥想等放松身心的运动，有助于改善精神心理状态；力量训练如举重、俯卧撑、深蹲等，可以帮助增强肌肉力量，提高骨密度，并有助于缓解抑郁。选择的运动项目要方便患者操作，运动场地采取就近原则，要方便到达。

对于同时患有基础疾病如高血压、糖尿病的患者，在制定运动计划前，建议首先请医生评估，从而制定安全、合理的运动方案。

74. 合理安排运动时间和强度

更年期抑郁症患者的运动时间和强度需要根据个人情况合理安排。一般来说，每周进行 3 ~ 5 次，每次 30 ~ 60 min 的中等强度运动即可。运动时间可以选择在早晨或傍晚，避免在极端天气条件下运动。对于初次进行运动的患者，建议从低强度开始，逐渐增加运动时间和强度，避免过度疲劳和不适感。运动强度是否合适以运动后第二天不疲劳为度。运动强度通常用靶心率衡量，靶心率数值计算的公式为：靶心率数值 =170- 年龄数值。在运动的过程中，让自己的心率达到靶心率，这个强度的运动有助于有效提升心肺功能，促进新陈代谢。一般认为，心率达到 180 次 /min 以上为大负荷运动，150 次 /min 左右为中等负荷运动，130 次 /min 以下为低负荷运动。

75. 如何给更年期抑郁症患者制定合适的运动计划?

对于更年期抑郁症患者来讲，运动疗法是一项有效的辅助治疗手段。制定适合患者的运动计划，需要考虑以下几个方面：

①医学评估是否许可　每个患者的基本健康情况和更年期抑郁症的轻重程度不同，在制定运动计划之前，建议患者先请专业医生进行医学评估，尤其是一些有基础疾病如高血压、冠心病、糖尿病等的患者，医学评估有助于为其建立合理的运动方案，保证运动的安全性。

②选择适合的运动项目　结合患者的兴趣爱好以及要达到的运动目的，选择合适的运动项目。

③运动时间、强度、频率要合理　运动强度和运动时间成反比，盲目追求运动强度可能会造成不良后果。运动时间要结合运动强度来确定。

④运动应与其他治疗手段相结合　运动疗法可以作为药物治疗和心理治疗的辅助手段，与其他治疗手段相结合，以提高治疗效果。

⑤加强交流　患者可以与医生、心理医生、体育运动专家进行交流，了解自己的病情和治疗方案，获得专业支持。

⑥保持积极心态　保持积极的心态是实施运动疗法的关键之一。患者应相信自己能够通过运动改善抑郁症症状，并积极参与到运动中去。同时，患者参加团体活动如舞蹈、健身、瑜伽等，也可以通过与他人交流经验和分享感受，提高自己的积极性和自信心。建议每周参加 1～2 次团体活动。

⑦定期评估　在实施运动疗法的过程中，患者应定期评估自己的情况，如血压、血糖、血脂等指标，以及症状的改善情况、自身心理状态和生活质量等方面的变化，以便及时调整运动计划和治疗方案，以达到更好的治疗效果。

76. 更年期抑郁症患者参与体育运动的注意事项

虽然体育运动对更年期抑郁症患者有很多好处，但在参与运动时仍需注意以下几点：

a. 在开始新的运动计划之前，应咨询医生或心理医生的意见，对于有基础疾病如糖尿病、冠心病等的患者，建议由医生制定针对性的运动方案。

b. 应选择适合自己的运动方式和强度，避免造成伤害。尤其是患有心脑血管病等基础疾病的患者，在运动过程中一定要注意运动的安全性，不要过度强调增大运动强度。

c. 运动时选择合适的鞋子和服装，避免受伤。

d. 应确保在运动过程中适当地补水和休息，保持适宜的运动负荷的同时，注意不要过度疲劳。在进行体育运动时，应有一定的疲劳感，表现为呼吸、心跳加快，适度出汗等，这是比较适宜的运动负荷。另外，也可以根据食欲、睡眠、精神状态等主观感觉，来监测运动负荷。

e. 运动前做好热身活动，运动后做好整理活动，避免出现运动损伤和心血管意外。

f. 增强关节保护。更年期女性由于雌激素的变化，关节可能会变得更为脆弱。在运动中应注意对关节的保护，如选择软底鞋、避免在硬地面上进行高冲击力的运动等。另外，一些针对关节的特定锻炼，如太极或瑜伽中的一些动作，也可以增强关节的稳定性和柔韧性。运动过程中如果有任何不适或疼痛，应立即停止运动，并寻求医生的建议。

g. 注意运动的时机。如果在更年期出现潮热等不适症状，应考虑避免在症状最严重的时候进行运动。同时，如果症状严重到影响日常生活，建议及时就医并考虑使用药物治疗或其他治疗方法。

77. 来自音乐的治愈力量

音乐疗法是一种通过音乐来改善心理、情感状态和身体健康的治疗方式。现代神经生理学研究表明，音乐能对人体内脏及躯体功能起主要调节作用的神经系统产生直接的影响。每首乐曲的节奏、速度、音调、音色不同，因此可以表现出镇静、兴奋、镇痛、调整心率和降低血压等不同作用，能减轻呼吸系统、心血管系统、内分泌系统和免疫系统对紧张的生理反应，从而达到治疗的目的。近期的研究还表明，在听音乐的时候，人的脑垂体会分泌内啡肽，这种物质在血液中的含量升高之后，人就会感到欢欣和愉悦。因此，音乐疗法不仅被广泛应用于心理健康领域，还逐渐在医学、康复等领域得到应用。

对于更年期抑郁症患者，音乐疗法可以缓解更年期抑郁症的症状，提高其情绪状态，提供心灵上的安慰和支持，可以促进身体的放松和改善睡眠质量。同时，音乐疗法还能帮助更年期抑郁症患者增强自我认知，促进社交互动。

78. 如何给更年期抑郁症患者使用音乐疗法？

对更年期抑郁症患者使用音乐疗法需要遵循一定的步骤和方法。以下是一些基本步骤：

①评估　首先需要对患者的病情、情感状态、音乐喜好等进行评估，以便选择合适的音乐素材和治疗方法。

②选择音乐素材　根据评估结果，选择合适的音乐素材。根据抑郁症患者的病情，应当选择温暖、平静和放松的音乐，如古典音乐、流行音乐、民谣、自然的声音等，要避免选择悲伤或节奏过快的音乐。

③制定治疗方案　根据患者的具体情况，针对性地制定个性化的治疗方案，方案应当包括治疗目标、治疗时间、治疗方式等。

④实施治疗方案　运用适宜的治疗方式，例如聆听音乐、歌曲创作、音乐冥想、音乐与身体活动结合等，引导患者进入放松状态，使其能够感受到音乐的治愈力量。

⑤监测与评估　在治疗过程中，需要对患者的病情进行定期监测和评估，以了解治疗的效果，并根据治疗效果及时调整治疗方案。

⑥分享与交流　鼓励患者与其他处于更年期者分享听音乐的感受和体验，通过交流和支持建立社交联系，增加患者心理上的满足感。

⑦结束治疗　当患者症状得到缓解、情绪状态稳定时，可以结束音乐疗法。但在治疗结束后仍需保持关注，定期进行复查。

79. 适合的古典音乐推荐

贝多芬的《月光奏鸣曲》旋律柔美，能够安抚心灵，令人精神放松；柴可夫斯基《胡桃夹子》中的《糖梅仙子之舞》、莫扎特的《魔笛》等，可以激发积极向上的情绪，唤起内心的喜悦；巴赫的《G 弦上的咏叹调》、德彪西的《月光》等有助于平静心情，可以帮助抑郁症患者放松身心，缓解焦虑和抑郁情绪；肖邦的《圆舞曲》节奏明快，能够提振精神，缓解忧郁负面的情绪；舒伯特的《圣母颂》，曲调柔美委婉、纯净朴实，情感细腻丰满；格里格《特罗尔豪根的婚礼日》清新、朴素，描绘了农家的婚礼场面，既热闹又淳朴；门德尔松的《乘着歌声的翅膀》原为诗人海涅的一首诗，门德尔松为其谱了曲，具有很高的知名度，全曲优美恬静，旋律清畅，伴奏柔美，描绘了一幅浪漫而温馨的图景。具体选择，还要结合个人爱好，以听后精神放松、身心平和、心情愉悦为准则，尽量避免悲伤和激昂的音乐。

80. 适合的民乐推荐

抑郁症患者常常感到沮丧，一些有助于温暖情感的民乐如《梁祝》《高山流水》等，可以帮助抑郁症患者感受到安慰和支持。自然声音可以帮助抑郁症患者放松，让他们感到更加舒适和宁静，而以自然声音为主题的《渔舟唱晚》《春江花月夜》等也适宜于更年期抑郁症患者。宁静的氛围可以帮助抑郁症患者缓解焦虑和紧张，让他们感到平静和放松，如可以尝试听听《平沙落雁》等。另外，一些慢节奏的民乐，如慢节奏的二胡曲、古筝曲或笛子曲等，可以帮助抑郁症患者放松身心，缓解负面情绪。

81. 每次听多长时间的音乐?

运用音乐疗法，患者最好每天聆听音乐，可以在每天固定的时间聆听音乐，例如可以在早晨起床后、晚上睡觉前聆听古典音乐，帮助缓解抑郁情绪。每次听音乐的时间不低于 30 min。

82. 如何进行音乐冥想？

音乐冥想有助于抑郁症患者放松精神，加强自我认知。患者在进行音乐冥想的时候，应选择安全、安静、空气较为清新的地点。在听音乐的同时，闭上眼睛，放松身心，配合深呼吸和冥想，将注意力集中在呼吸以及音乐的旋律与节奏上。音乐冥想过程中应避免受到惊吓。如果是首次尝试音乐冥想，建议在专业人士指导下进行。

83. 音乐疗法的注意事项

a. 在开始音乐疗法之前，请咨询医生或专业人士的意见。

b. 如果在音乐疗法进行过程中出现不适，或者原有的症状加重，应立即停止并寻求专业医生的帮助。

c. 对于抑郁症患者来说，音乐只是一种辅助治疗方式，要注意与其他治疗方式的结合，以达到最佳的治疗效果。

d. 患者应保持耐心，积极配合，音乐疗法需要一段时间才能看到效果。

84. 什么是动物辅助治疗？

动物辅助治疗（AAT）是一种利用动物与人类之间的互动来达到治疗和康复目标的治疗方式。科学家研究发现，人多与小动物接触能改变心情，减轻精神和心理上存在的病症。20 世纪 80 年代早期，动物辅助治疗方法受到大众关注。此后，不少心理学研究表明，与动物共同生活可能会给人类身心健康带来好处，例如减少孤独感和抑郁情绪、提供社会支持、减缓压力、增加生活乐趣等。目前，动物辅助疗法已应用于抑郁症的辅助治疗中，如狗陪伴治疗、骑马治疗等。动物辅助治疗可以通过多种方式进行，例如动物陪伴、动物引导的活动和动物辅助的心理治疗等。在动物辅助治疗中，患者与动物建立亲密关系，通过与动物的互动和接触，缓解焦虑、抑郁和孤独感。此外，动物辅助治疗还可以通过引导患者参与一些有益的活动，例如散步等，帮助患者恢复身体和心理的健康。在实施动物辅助治疗时，需要注意动物的卫生和安全，避免患者感染疾病或发生意外。同时，要尊重患者的意愿和感受，避免过度依赖动物或产生负面影响。

85. 治疗更年期抑郁症还有哪些物理疗法？

①光照疗法　光照疗法是利用人工光源或自然光源防治疾病的方法，主要治疗季节性抑郁症，对于不典型抑郁表现如贪食、睡眠过多效果较好，有效率可达到 50% 以上。治疗时间多在清晨，每日 1 ~ 2 小时。光照治疗的机制尚不清楚，可能是与修正被扰乱的生物节律以及调整血清素和儿茶酚胺系统有关。

②电休克疗法　有严重消极自杀企图的患者及使用抗抑郁药治疗无效的患者可采用电休克疗法，又称电抽搐治疗，俗称“电疗”。目前临床上主要采用的是无抽搐电休克（MECT）的方法，适用于抑郁症病情较严重，有强烈自杀观念或行为、抑郁性木僵、药物疗效不好或不能耐受的患者。该方法起效快，有效率可高达 70% ~ 90%，在急性期应用较多。电休克治疗后仍需用药物维持治疗。

③重复经颅磁刺激（rTMS）治疗　是一种较为新型的物理治疗手段，主要适用于轻中度的抑郁发作。基于电磁感应和电磁转换原理，经颅磁刺激的线圈通电后，线圈周围可产生感应磁场，磁场通过颅骨作用于大脑皮质，具有改变皮质兴奋性、大脑神经元可塑性，及调节多巴胺等神经递质的释放的作用。一些临床研究证实，rTMS 对抑郁症尤其是难治性抑郁症有一定疗效。

另外，迷走神经刺激术（VNS）、脑深部电刺激术（DBS）也是用于治疗难治性抑郁症的物理治疗手段，但目前在国内开展较少。

第七篇

更年期抑郁症的中医治疗

86. 中医对更年期抑郁症的认识

更年期抑郁症属于情志疾病，情志与人体五脏六腑的功能密切相关，如果长期过度调动情绪，会导致脏腑功能紊乱，从而引发疾病。传统医学中虽没有更年期抑郁症的病名，但据其临床表现，可以将其归入“郁证”“癫狂”“卑惵”“解㑊”“虚劳”“百合病”“梅核气”“奔豚”等病的范畴，以称为“郁证”的情况最为常见。

“郁”这个字，古时引申为忧愁、苦闷之意，狭义的郁证，是指情志不舒、气机郁滞而引起的疾病。治则主要在“移情易性”，强调了精神调治对治疗此病的重要性。此病一般病程比较长，治疗需要有足够的耐心。

与“郁”的忧愁、苦闷相反，现代医学尚有“躁郁症”的说法，也称为“双相障碍”，抑郁与躁狂的症状都会出现，交替发作或混合发作。中医的“癫狂”病名，也与躁郁症的两个截然相反的症状相似：“癫”对应精神抑郁、语无伦次、自言自语，伴有情绪低落、思维迟缓、意志行为减退等特征；而“狂”是精神亢奋、烦躁不安，说话明显比正常时快，滔滔不绝，漫无边际，甚至可以达到妄想的程度。

如果适逢更年期的人群同时患有一些消耗性病症，诸如肿瘤、长期发热、免疫系统病变等，阳气虚损，精力也在减退，很容易出现情绪低落的症状，还可见形神疲惫、心悸气短、面容憔悴、五心烦热、脉虚无力等。从中医角度，这些可辨证为“虚劳”，治疗上要以补益为主。清代有位著名的医家沈金鳌，在他的代表作《杂病源流犀烛》中，还提到了“解㑊”这个病名，由肝肾亏虚而来，存在疲劳、心境低落、反应迟缓等症状。而“卑惵”，专指心血不足而出现的神情疑虑、精神惶惑、胡思乱想等症状。它们都与抑郁症有相似之处。

将古代经典与现代医学相结合，全面归纳更年期抑郁症的症状，包括但不限于情绪低落、悲观失望、焦虑不安、兴趣下降、精力减退、思维迟缓，或伴有精神亢奋、情感高涨、活动增多、狂妄；食欲及睡眠障碍；潮热、盗汗、口干、便秘、心悸、体重增加或减轻、血压改变、胸闷、肢体麻木、月经紊乱、性欲减退、乏力、头晕；心理常出现内疚、自卑感，自我评价低，严重抑郁者可出现自残、自杀倾向。

从中医的角度来看，更年期抑郁症是由于体内阴阳平衡失调、肝肾不足、心血不足等原因引起的。更年期是女性生殖系统逐渐衰老的时期，也是肝经、阳明经气血失调的时期，更年期抑郁症的症状与之密切相关。

中医建议通过调节肝经、阳明经的气血来治疗更年期抑郁症。例如，可以通过针灸、中药、推拿等方法，来达到缓解更年期抑郁症的目的。

87.体质和更年期抑郁症的关系

体质，是人类个体在先天遗传和后天获得的基础上形成的形态结构和功能活动方面所固有的、相对稳定的特性，与心理性格具有相关性。个体体质的不同，表现为在生理状态下对外界刺激的反应和适应上的某些差异性，以及发病过程中对某些致病因子的易感性和疾病发展的倾向性。中医体质学说认为，人体体质是由内在因素和外在环境因素共同作用而形成的。内在因素包括脏腑和气血的运行状态，外在环境因素包括气候、饮食、生活习惯等。

更年期抑郁症与体质之间存在一定的关联，在更年期，女性的体内激素水平开始下降，这对于一些体质较虚弱的女性来说，容易导致体内阴阳失衡、气血不足等问题，从而出现更年期抑郁症状。例如，阴虚体质的女性容易出现情绪不稳、失眠、头晕等症状，气虚体质的女性容易出现气短、乏力等症状，血瘀体质的女性容易出现疼痛和情绪抑郁等症状，气郁体质的女性容易出现胸胁胀痛、抑郁、焦虑、梅核气等症状。因此，在预防和治疗更年期抑郁症上，中医的体质学说可以提供有益的参考和指导。

2009版《中医体质分类与判定》是我国第一部指导和规范中医体质研究和应用的文件。人群体质类型主要有9类，包括平和质、气虚质、阳虚质、阴虚质、痰湿质、湿热质、血瘀质、气郁质、特禀质。

①平和质（A型）

总体特征：阴阳气血调和，以体态适中、面色红润、精力充沛等为主要特征。

形体特征：体形匀称健壮。

常见表现：面色、肤色润泽，头发稠密有光泽，目光有神，鼻色明润，嗅觉通利，唇色红润，不易疲劳，精力充沛，耐受寒热，睡眠良好，胃纳佳，大小便正常，舌色淡红，苔薄白，脉和缓有力。

心理特征：性格随和开朗。

发病倾向：平素患病较少。

对外界环境适应能力：对自然环境和社会环境适应能力较强。

②气虚质（B型）

总体特征：元气不足，以疲乏、气短、自汗等气虚表现为主要特征。

形体特征：肌肉松软不实。

常见表现：平素语音低弱，气短懒言，容易疲乏，精神不振，易出汗，舌淡红，舌边有齿痕，脉弱。

心理特征：性格内向，不喜冒险。

发病倾向：易患感冒、内脏下垂等病；病后康复缓慢。

对外界环境适应能力：不耐受风、寒、暑、湿邪。

③阳虚质（C型）

总体特征：阳气不足，以畏寒怕冷、手足不温等虚寒表现为主要特征。

形体特征：肌肉松软不实。

常见表现：平素畏冷，手足不温，喜热饮食，精神不振，舌淡胖嫩，脉沉迟。

心理特征：性格多沉静、内向。

发病倾向：易患痰饮、肿胀、泄泻等病；感邪易从寒化。

对外界环境适应能力：耐夏不耐冬；易感风、寒、湿邪。

④阴虚质（D型）

总体特征：阴液亏少，以口燥咽干、手足心热等虚热表现为主要特征。

形体特征：体形偏瘦。

常见表现：手足心热，口燥咽干，鼻微干，喜冷饮，大便干燥，舌红少津，脉细数。

心理特征：性情急躁，外向好动，活泼。

发病倾向：易患虚劳、失精、不寐等病；感邪易从热化。

对外界环境适应能力：耐冬不耐夏；不耐受暑、热、燥邪。

⑤痰湿质（E型）

总体特征：痰湿凝聚，以形体肥胖、腹部肥满、口黏苔腻等痰湿表现为主要特征。

形体特征：体形肥胖，腹部肥满松软。

常见表现：面部皮肤油脂较多，汗多且黏，胸闷，痰多，口黏腻或甜，喜食肥甘甜黏，苔腻，脉滑。

心理特征：性格偏温和、稳重，多善于忍耐。

发病倾向：易患消渴、中风、胸痹等病。

对外界环境适应能力：对梅雨季节及湿重环境适应能力差。

⑥湿热质（F 型）

总体特征：湿热内蕴，以面垢油光、口苦、苔黄腻等湿热表现为主要特征。

形体特征：形体中等或偏瘦。

常见表现：面垢油光，易生痤疮，口苦口干，身重困倦，大便黏滞不畅或燥结，小便短黄，男性易阴囊潮湿，女性易带下增多，舌质偏红，苔黄腻，脉滑数。

心理特征：容易心烦急躁。

发病倾向：易患疮疖、黄疸、热淋等病。

对外界环境适应能力：对夏末秋初湿热气候及湿重或气温偏高环境较难适应。

⑦血瘀质（G 型）

总体特征：血行不畅，以肤色晦暗、舌质紫黯等血瘀表现为主要特征。

形体特征：胖瘦均见。

常见表现：肤色晦暗，色素沉着，容易出现瘀斑，口唇黯淡，舌黯或有瘀点，舌下络脉紫黯或增粗，脉涩。

心理特征：易烦，健忘。

发病倾向：易患癥瘕及痛证、血证等。

对外界环境适应能力：不耐受寒邪。

⑧气郁质（H 型）

总体特征：气机郁滞，以神情抑郁、忧虑脆弱等气郁表现为主要特征。

形体特征：形体瘦者为多。

常见表现：神情抑郁，情感脆弱，烦闷不乐，舌淡红，苔薄白，脉弦。

心理特征：性格内向不稳定、敏感多虑。

发病倾向：易患脏躁、梅核气、百合病及郁证等。

对外界环境适应能力：对精神刺激适应能力较差，不适应阴雨天气。

⑨特禀质（I型）

总体特征：先天失常，以生理缺陷、过敏反应等为主要特征。

形体特征：过敏体质者一般无特殊形体特征；先天禀赋异常者或有畸形，或有生理缺陷。

常见表现：过敏体质者常见哮喘、风团、咽痒、鼻塞、喷嚏等；患遗传性疾病者其病有垂直遗传、先天性、家族性特征；患胎传性疾病者具有母体影响胎儿个体生长发育的表现及相关疾病特征。

心理特征：随禀质不同情况各异。

发病倾向：过敏体质者易患哮喘、荨麻疹、花粉症及药物过敏；遗传性疾病有血友病等；胎传性疾病有五迟、五软、解颅、胎惊等。

对外界环境适应能力：适应能力差，如过敏体质者对过敏季节适应能力差，易引发宿疾。

88. 中医治疗更年期抑郁症的思路是什么？

中医认为，更年期抑郁症是由肝气郁结、心脾失调、气血亏虚、肾虚等多种因素导致的。因此，治则应该以调理肝、心、脾、肾为主。

①肝气郁结　肝主疏泄，若肝气郁结，可以采用理气解郁的方法，如使用香附、青皮、柴胡等药物，以及针灸太冲、行间等穴位。如已经化火，则疏肝解郁、清热泻火。

②心脾失调　心主神明，脾主运化，若心脾失调，可以采用养心安神、益脾健胃的方法，如应用龙眼肉、黄芪、党参等药物，以及心包经、脾经等经络治疗。如脾胃失调则可能导致痰浊内阻，治以健脾化痰的方法，如应用茯苓、白扁豆、薏苡仁等药物，以及在中脘、天枢、足三里、丰隆等穴位重点施治。

③气血亏虚　脾胃失调导致气血运化乏源，可以益气健脾养血，如应用黄芪、茯苓、白术、龙眼肉等，并在日常加强饮食调养，保证饮食均衡。

④肾虚　肾主生殖、主藏精、主纳气，为先天之本。肾虚有多种证型，如肾精亏虚、肾气不足、肾阴亏虚、肾阳亏虚等。分别对证治以补肾填精、补肾益气、滋阴养肾、温肾扶阳等。常应用熟地黄、黄精、枸杞子、杜仲、知母等药物，以及肾经、膀胱经上的穴位治疗。

临床应用中医药治疗的时候，尤其注意辨证论治。中医药对于更年期抑郁情绪有着良好的治疗效果，在疾病早期往往应用中医药疗法就可以将病情控制住，阻止病情进一步发展为抑郁症。如果已经诊断为更年期抑郁症，应用中医药配合抗抑郁药物治疗，往往可以收到较为满意的治疗效果，并且对于患者的其他更年期症状改善效果较为明显。

89. 中医治疗更年期抑郁症的方法有哪些？

中医认为，更年期抑郁症是由肝气郁结、心脾失调、肾气不足等多种因素导致的。因此，治则应该以调理肝、心、脾、肾为主，临床通常采用综合治疗，包括中药、针灸、推拿等多种方法。

①中药　中药在治疗更年期抑郁症方面具有显著的疗效。中药可以调节女性体内的激素水平，平衡女性身体内部的气血运行、脏腑阴阳，从而起到治疗更年期抑郁症的作用。常用的中药汤剂有四逆散、归脾汤、益智汤等。

②针灸　针灸是一种传统的中医物理疗法，在治疗更年期抑郁症方面具有很好的效果。针灸治疗更年期抑郁症的机理主要是影响人体的神经、内分泌和免疫系统，疏通经络，增强气血运行，调整身体阴阳平衡，从而改善更年期抑郁症的症状。此外，针灸还可以改善人体的心理状态，缓解情绪紧张和烦躁不安。

③刮痧　刮痧可以促进毛细血管的扩张和压力的释放。可以在大椎、百会、风池等穴位上进行刮痧，达到舒缓情绪、放松身体的效果。

④拔罐　拔罐可以刺激经络、保健身体，帮助调节体内的气血状态，改善身体状况，缓解情绪。拔罐可以在背部、颈肩部等部位进行。

⑤推拿　推拿可以改善身体状况，调节内分泌，舒缓情绪。如振腹可以帮助刺激脏腑、调节气血，促进身体的气血流动，有助于缓解更年期抑郁症的症状。还有比较特殊的踩跷疗法，踩跷疗法是用双足节律性踩踏施术部位治疗疾病的方法，是中医传统的推拿治疗手段之一。与其他的推拿手法相比，踩跷法具有作用力大、接触面积广、受力均匀、渗透性强等特点，可以有力刺激人体背部和四肢经络，起到通络止痛、调和气血的作用，能够改善身体状态，舒缓情绪。

⑥耳穴压籽　耳穴压籽操作简便，有利于改善更年期抑郁症患者的睡眠、情绪，还能够辅助减肥。常用穴位包括神门、翳风、内分泌、皮质下，

以及肝、心、脾、肾、脑对应的穴位等。

⑦食疗　通过代茶饮等食疗的方式，适当将一些具有活血、解郁、调经等不同作用的食药物质融入日常饮食当中，可以帮助缓解更年期抑郁症的症状。

⑧香熏　香熏可以通过芳香气味刺激人的嗅觉系统，达到改善人体生理和心理的效果，可以缓解更年期抑郁症状，舒缓心情。适宜使用的香料有檀香、沉香、茉莉花、玫瑰花、肉桂、丁香、冰片等。

还有很多其他中医疗法，对更年期抑郁症可以起到治疗和改善作用。此外，多种方法综合治疗、中西医结合治疗，效果更佳。

90. 中成药治疗

在辨证论治指导下使用中药汤剂治疗更年期抑郁症，是针对性强的个体化治疗方案，一人一方，注重脏腑与气血调理，同时调节七情，理气开郁，使机体恢复阴阳平衡，从而可以起到调节内分泌和气血、提高免疫力和抵抗力、缓解更年期和抑郁症症状的作用。除了中药汤剂，还有中成药可以利用。常见的可用于治疗更年期抑郁症的中成药如表 7 所示：

表 7　治疗更年期抑郁症的常用中成药

症状	中成药名称	功效	主治
情志不畅	逍遥丸	疏肝健脾，养血调经	肝郁气滞所致的郁闷不舒、胸胁胀痛、头晕目眩、食欲减退、月经不调等
	加味逍遥丸	疏肝清热，健脾养血	肝郁血虚、肝脾不和所致的情志不舒、两胁胀痛、头晕目眩、倦怠食少、月经不调、脐腹胀痛等
	解郁安神颗粒	疏肝解郁，安神定志	肝郁气滞所致的失眠、心烦、焦虑、健忘等
	香附丸	舒肝健脾，养血调经	肝郁血虚、脾失健运所致的月经不调、月经前后诸症，包括经前胸闷、心烦、双乳胀痛、食欲不振等
	定坤丹	滋补气血，调经舒郁	气血两虚、气滞血瘀所致的更年期综合征，月经不调、行经腹痛等
	牛黄清心丸	清心化痰，镇惊祛风	风痰阻窍所致的头晕目眩、神志混乱、心神不安、言语不清及惊风抽搐、癫痫等
	四逆散	透解郁热，疏肝理脾	肝气郁结所致的情绪不畅、脘腹胁痛、热厥手足不温、泻痢下重等
	柴胡舒肝丸	疏肝理气，消胀止痛	肝气不舒、胸胁痞闷、呕吐酸水等

续表

症状	中成药名称	功效	主治
失眠健忘	天王补心丹	滋阴清热，养血安神	阴虚血少所致的神志不安、心悸怔忡、虚烦失眠、神疲健忘等
	酸枣仁丸	养心安神，滋阴除烦	心肝阴虚所致的虚烦不眠、心悸失眠、头目眩晕等
	枣仁安神液	补心安神	失眠、头晕、健忘、心烦等
	安神补脑液	生精补髓，益气养血，强脑安神	肾精不足、气血两亏所致的头晕、乏力、健忘、失眠等
	交泰丸	交通心肾，清火安神	心火偏亢、心肾不交所致的怔忡、失眠等
	脑乐静	养心安神	心神失养所致的精神忧郁、易惊不寐、烦躁等
	柏子养心丸	补气，养血，安神	心气虚寒所致的心悸易惊、失眠多梦、健忘等
	定心丸	益气养血，宁心安神	心血不足所致的烦躁失眠、健忘怔忡、惊悸多梦等
	归脾丸	益气健脾，养血安神	心脾两虚所致的失眠多梦、头昏头晕、气短心悸、肢倦乏力、食欲不振等
潮热汗出	六味地黄丸	滋阴补肾	肾阴亏损所致的头晕耳鸣、腰膝酸软、骨蒸潮热、盗汗遗精、消渴等
	更年宁	疏肝解郁，益气养血，健脾安神	心悸气短、烦躁易怒、眩晕失眠、阵热汗出、胸乳胀痛、月经紊乱等
	滋阴降火丸	滋阴降火，除烦渴，退虚热	阴虚火旺引起的骨蒸劳热、虚烦盗汗、腰膝酸痛等
	大补阴丸	滋阴降火	阴虚火旺引起的潮热盗汗、咳嗽、耳鸣等

续表

症状	中成药名称	功效	主治
月经紊乱	乌鸡白凤丸	补气养血，调经止带	气血两虚所致的身体瘦弱、腰膝酸软、月经不调、崩漏带下等
	断血流胶囊	凉血止血	血热妄行所致的月经过多、崩漏、吐血、衄血、咯血、尿血等各种出血
	调经丸	理气和血，调经止痛	气郁血滞，月经不调，经来腹痛等
	十灰散	凉血止血	血崩、吐血、衄血等一切出血不止证
	葆宫止血颗粒	固经止血，滋阴清热	冲任不固、阴虚血热所致的月经过多、经期延长等
	更年女宝片	补肝益肾，凉血活血	妇女血痨、面容不润、精神萎靡、周身困倦等
胸闷心悸	复方丹参滴丸	活血化瘀，理气止痛	气滞血瘀所致的胸闷、心悸、心前区刺痛等
	丹参口服液	活血化瘀，通脉养心	气滞血瘀所致的胸闷、心悸、胸胁刺痛等
	芪参益气滴丸	益气通脉，活血止痛	气虚血瘀所致的胸闷、胸痛、气短乏力、心悸等

这些中成药，不同程度地改善更年期综合征和抑郁症相关症状，服用方便。但需要注意的是，是药三分毒，因此即便是非处方药物，仍然应该在医生指导下服用，且不宜长期服用。

91. 中药治疗的疗程是多久？

中药治疗更年期抑郁症的疗程因个体差异和病情轻重而异，一般需要进行 2 ~ 3 个月的连续治疗。确定疗程时间的依据包括患者的病史、临床症状和体质，以及所用药物的疗效和安全性等因素。在治疗期间需要根据病情的变化随时调整药物剂量和治疗方案，以达到最佳疗效。此外，维持性治疗也非常重要，可以在疗程结束后定期复查，预防病情的复发。

92. 中药治疗更年期抑郁症需要注意的问题

①避免过度使用药物　因为更年期抑郁症的药物治疗疗程较长，在使用中药治疗更年期抑郁症时，应避免过度使用药物，以免对人体造成不良影响。

②选择正规医院　在选择中医院治疗更年期抑郁症时，应选择正规的医院，以确保治疗的安全性和有效性。

③养成良好的生活习惯　在使用中医药治疗更年期抑郁症的同时，应该养成良好的生活习惯，如保证充足的睡眠，锻炼身体，积极参与社交活动等。

④遵循医生的建议　治疗时应遵循医生的建议，以确保治疗的有效性。

正确使用中医治疗，结合合理的生活方式，可以有效地缓解更年期抑郁症的症状，提高生活质量，帮助患者度过更年期的难关。

93. 针灸在治疗更年期抑郁症方面可以起到哪些作用?

从中医角度，针灸的具体作用包括活血化瘀、祛湿散寒、消肿止痛、疏通经络、调整气机等，可以调整人体气血、阴阳平衡，从而达到治疗和预防疾病、强身健体、改善生活质量的效果。

（1）针灸疗法在改善更年期症状方面的作用

①调节内分泌系统　针灸可以调节垂体－卵巢轴和下丘脑－垂体－肾上腺轴的平衡，促进雌激素的分泌，从而缓解更年期症状。

②调节神经系统　针灸可以通过调节交感神经和副交感神经的平衡，减轻更年期症状如烦躁、失眠、抑郁等。

③改善循环系统　针灸可以促进全身的血液循环，提高组织的营养供应和代谢，从而改善更年期症状如头痛、乏力等。

④减轻疼痛　针灸可以通过改善局部血液循环和神经兴奋性，减轻更年期症状如关节疼痛、腰痛等。

（2）针灸疗法在改善更年期抑郁方面的作用

①调节情绪　针灸可以促进神经系统的平衡，调节脑内神经递质水平，缓解不稳定情绪和抑郁状态。

②缓解身体不适　更年期女性常伴随身体症状，如头痛、失眠、乏力等，不利于抑郁情绪的纾解。针灸可以缓解这些不适症状，使患者的身心状态更佳。

③提高生活质量　长期抑郁会对生活质量造成影响，而针灸可以让患者放松身心，改善睡眠和饮食等方面，提高生活质量。

④减少药物副作用　许多抗抑郁药物有明显的副作用，而针灸可以减少药物的使用量和副作用。

94. 哪些穴位可以帮我调节心情?

中医针灸是一种非常古老的中医治疗方法，可以使用针灸治疗多种疾病，包括情绪问题。以下是几个常用的调节情绪的穴位：

①百会穴　在头部，当前发际正中直上 5 寸（取穴分寸以针灸学“骨度分寸”为标准，后同），或两耳尖连线的中点处。百会穴对于烦闷恍惚、抑郁喜哭有较好疗效。

②太冲穴　太冲穴位于脚背第 1、2 跖骨结合部之前凹陷处。通过刺激太冲穴可以疏肝解郁，缓解紧张情绪。

③足三里穴　位于小腿前外侧，当犊鼻下 3 寸，距胫骨前缘 1 横指处。刺激该穴位可以缓解焦虑、抑郁、情绪低落等症状。

④行间穴　位于足背部，第 1、2 趾间，趾蹼缘的后方赤白肉际处。本穴可以疏通肝经，调节情绪。

⑤合谷穴　位于手背的第 1、2 掌骨之间，当第 2 掌骨桡侧的中点处。可以缓解精神压力和焦虑情绪。

⑥内关穴　位于腕横纹上 2 寸，掌长肌腱与桡侧腕屈肌腱之间。可以缓解抑郁情绪。

⑦神门穴　在腕部，腕掌侧横纹尺侧端，尺侧腕屈肌腱的桡侧凹陷处。刺激该穴位可以缓解情绪不稳定、心情烦躁等症状。

⑧心俞穴　在背部，第 5 胸椎棘突下，后正中线旁开 1.5 寸。刺激该穴位可以缓解情绪不稳定、忧虑等症状。

以上几个穴位在治疗情绪问题方面有较好效果。治疗方法需要根据具体情况选择，建议在专业医生的指导下进行治疗。

95. 哪些穴位可以帮我改善睡眠?

以下是一些可以帮助改善睡眠的穴位:

①神门穴　在腕部，腕掌侧横纹尺侧端，尺侧腕屈肌腱的桡侧凹陷处。可以宁心解闷，改善失眠。

②外关穴　在前臂背侧，当阳池与肘尖的连线上，腕背横纹上 2 寸，尺骨与桡骨之间。有一定的助眠、减轻疲劳的作用。

③内关穴　位于腕横纹上 2 寸，掌长肌腱与桡侧腕屈肌腱之间。具有宁心安神的作用。

④足三里穴　位于在小腿前外侧，当犊鼻下 3 寸，距胫骨前缘 1 横指处。可以补充气血、改善身体疲劳，对失眠也有改善作用。

⑤阴陵泉穴　在小腿内侧，胫骨内侧髁下缘与胫骨内侧缘之间的凹陷中。有帮助睡眠的作用。

⑥太溪穴　在足内侧，内踝后方，当内踝尖与跟腱之间的凹陷处。可以改善失眠、健忘。

⑦膻中穴　在胸部，当前正中线上，平第 4 肋间，两乳头连线的中点处。可以调节心情、消除疲劳。

⑧神阙穴　在脐中央。可以调节神经、安神、健脾。

⑨气海穴　在下腹部，肚脐下 1.5 寸，前正中线上。可以调节肠胃、减轻便秘，舒缓神经紧张。

⑩百会穴　在头部，当前发际正中直上 5 寸，或两耳尖连线的中点处。可以促进气血循环，缓解头痛、失眠、记忆力减退等问题。

⑪风池穴　在颈后区，枕骨之下，胸锁乳突肌上端与斜方肌上端之间的凹陷中。可有效缓解头痛、颈痛、失眠。

以上穴位不必一次全部应用，根据具体情况，每次可选择 3 ~ 5 穴进行调整。

96. 哪些穴位可以帮我改善胃口?

一些穴位可以促进脾胃气血循环，增强胃的消化吸收功能，提高食欲。这些穴位包括：

①足三里穴　位于小腿前外侧，当犊鼻下 3 寸，距胫骨前缘 1 横指处。推拿这个穴位可以缓解胃肠道问题，促进消化，提高胃部动力。

②膻中穴　在胸部，当前正中线上，平第 4 肋间，两乳头连线的中点处。推拿这个穴位可以缓解胸闷、噎膈、呃逆等问题。

③中脘穴　位于上腹部，前正中线上，当脐中上 4 寸。推拿这个穴位可以缓解胃痛、胃胀、消化不良等问题，促进胃部血液循环和消化液分泌。

④天枢穴　在腹部，横平脐中，前正中线旁开 2 寸。推拿这个穴位可以促进胃肠道的蠕动，帮助消化，缓解便秘等问题。

作为非专业人员，患者每天可以以指代针，在相应穴位上进行点揉、点按。

97. 哪些穴位可以帮我缓解便秘?

根据中医理论，通达经络可以帮助调节脏腑功能。针灸、拔罐等中医治疗手段可以刺激身体的穴位，达到缓解便秘的效果。以下是一些可以缓解便秘的穴位：

①合谷穴　位于手背的第 1、2 掌骨之间，当第 2 掌骨桡侧的中点处。

②天枢穴　在腹部，横平脐中，前正中线旁开 2 寸。

③归来穴　在下腹部，脐中下 4 寸，前正中线旁开 2 寸。

④大肠俞　在背部，第 4 腰椎棘突下，后正中线旁开 1.5 寸。

按揉上述穴位，可促进肠道蠕动，缓解便秘。推拿穴位不能过于用力，轻柔缓慢为宜。同时，推拿穴位应该放松身体、舒缓呼吸、心情愉悦。如果身体不适，应该立即停止推拿。

98. 哪些穴位可以帮我缓解头痛？

①太阳穴　在头部，眉梢与目外眦连线中点向后约 1 横指的凹陷中。推拿太阳穴可以缓解头部肌肉紧张、促进血液循环、舒缓头痛症状。

②头维穴　头维穴是足阳明胃经与足少阳胆经、阳维脉之交会穴。在头侧，额角发际直上 0.5 寸，头正中线旁开 4.5 寸。本穴对偏头痛有很好的疗效。

③印堂穴　在头部，两眉毛内侧端中间的凹陷中。按揉印堂穴可以缓解头痛症状。

④翳风穴　在颈部，耳垂后方，乳突下端前方凹陷中。推拿翳风穴可以缓解头痛与肝气不舒的相关症状。

⑤百会穴　在头部，当前发际正中直上 5 寸，或两耳尖连线的中点处。按揉百会穴可以疏通头部经络气血，缓解头痛的症状。

⑥风池穴　在颈后区，枕骨之下，胸锁乳突肌上端与斜方肌上端之间的凹陷中。按揉风池穴可以舒缓头痛的症状。

推拿或按揉这些穴位可以促进经络畅通，舒缓肌肉，改善血液循环，缓解头痛等症状。需要注意的是，上述穴位位于头颈部，下方有重要的血管和神经，推拿时务必轻柔，用力过猛可能对人体造成严重伤害。

99. 哪些穴位可以帮我缓解疲乏？

中医认为，人体存在许多重要的穴位，可以通过推拿穴位等方法帮助缓解疲劳。以下是常用的几个穴位：

①涌泉穴　位于足底，屈足卷趾时足心最凹陷处。推拿这个穴位可以缓解疲劳，增加活力。

②太冲穴　位于足背部，第 1、2 跖骨之间，跖骨底结合部前方凹陷中。可以疏肝解郁，起到调节全身气血的作用。

③三阴交穴　位于小腿内侧，内踝尖上 3 寸，胫骨内侧缘后际。主要起到调节内分泌系统和生殖系统的作用。

④足三里穴　强壮要穴。位于小腿前外侧，当犊鼻下 3 寸，距胫骨前缘 1 横指处。推拿这个穴位可以缓解胃肠道问题，促进消化，益气养血，从而缓解疲劳。

⑤内关穴　位于腕横纹上 2 寸，掌长肌腱与桡侧腕屈肌腱之间。是调节经络气血的重要穴位。

⑥气海穴　在下腹部，肚脐下 1.5 寸，前正中线上。具有益气调气的作用。

以上穴位推拿前应先洗手，使用适当力度推拿即可，每次推拿 5 ~ 10 min，可频繁进行。同时，如果觉得身体疲劳不适，应及时休息，调整生活作息，保证充足睡眠。

100. 哪些穴位可以帮我改善记忆力?

中医认为，记忆力主要与肝、心、脾、肾等脏腑有关。因此，对症刺激下面这些穴位能够起到一定的改善记忆力的效果：

①百会穴　在头部，当前发际正中直上 5 寸，或两耳尖连线的中点处。

②太阳穴　在头部，眉梢与目外眦连线中点向后约 1 横指的凹陷中。

③神门穴　在腕部，腕掌侧横纹尺侧端，尺侧腕屈肌腱的桡侧凹陷处。

④心俞穴　在背部，第 5 胸椎棘突下，后正中线旁开 1.5 寸。

⑤足三里穴　位于在小腿前外侧，当犊鼻下 3 寸，距胫骨前缘 1 横指处。

⑥三阴交穴　位于小腿内侧，内踝尖上 3 寸，胫骨内侧缘后际。

需要注意的是，不同人的身体状况有所不同，需要针对个体情况进行具体的辨证施治。因此，最好在专业医师的指导下进行中医穴位治疗。

101.我自己可以进行穴位刺激吗?

经络腧穴刺激对于更年期抑郁症具有一定的治疗作用，常用的方法包括压刺激法、热刺激法和电刺激法。压刺激法是在穴位上用手指施加压力，或者使用针灸针等刺激穴位。热刺激法是通过艾灸等方式，利用一定的温度对穴位进行刺激。电刺激法需要使用电针或电疗仪等，通过电学刺激手段对穴位进行刺激。这里，针刺和电刺激对于居家的患者来讲有一定难度，一般需要去专业医疗机构才能完成。而应用指压、艾灸等方式刺激经络腧穴，对于患者及其家属来讲更容易接受，操作起来也并不困难，可以在医师指导下自行操作。当然，在操作的过程中也要注意相关操作规范，避免出现意外损伤。

102. 如何确定穴位刺激效果？

穴位刺激效果主要与穴位定位是否准确、操作手法是否规范、刺激量是否恰当等因素有关，在操作的过程中，常常用是否“得气”来判断。所谓得气是指在穴位刺激的过程中相应穴位有酸、麻、胀、重等不同感受，这与患者的体质、病情的轻重、医师刺激的手法、穴位的选取等因素都有关系。一般来讲，如果治疗效果好则原有症状相应减轻，如疼痛减轻、肌肉松弛、血液循环增强、睡眠改善、大便变通畅等。

即便患者本人及其家人能够自行操作部分穴位刺激，但由于毕竟不是专业医生操作，效果可能与医院治疗的效果有一定差距，因此不要急于求成，要相信，只要坚持自我调整，是会取得一定疗效的。

103. 艾灸对于更年期抑郁症有哪些治疗作用？

艾灸疗法是一种温热疗法，通过燃烧艾绒，将其热能传导至人体穴位上进行刺激，从而达到治疗和保健的目的。

更年期抑郁症患者，一方面抑郁症已经确诊，另一方面还受到更年期的影响，需要综合调整来改善症状，艾灸是不错的调理方法。艾灸可以促进经络气血流通，增加气血供应，调节人体阴阳平衡，改善疲劳乏力等；通过其温热作用可以消除寒湿，达到温通经络的效果。艾灸还可以促进人体正常的生理代谢，提高身体免疫能力，达到增强抵抗力的作用；通过刺激穴位，平衡体内内分泌系统的功能，调节内分泌，改善更年期症状。同时，艾灸还可以缓解疼痛，促进伤口或疾病的痊愈。综上，艾灸有助于改善抑郁症导致的各类躯体症状，给予机体正向良性刺激，改善情绪不良、失眠、消化不良、月经紊乱等症状。

104. 我应该怎样进行艾灸操作？

艾灸可以采用艾条或艾炷。艾条灸又分为悬起灸、实按灸，艾炷灸又分为直接灸、间接灸等。其中，间接灸又称隔物灸，就是艾炷下面隔着其他介质施灸，所隔材料因病证而不同，可有隔姜灸、隔蒜灸、隔盐灸等方法。

从操作简单方便的角度讲，推荐大家采用艾条悬起灸的方式操作。

105. 家庭常用的艾灸方法

（1）艾炷直接灸

取纯净陈久的艾绒置于平板上，用拇指、食指、中指边捏边旋转，把艾绒捏成上尖下平的圆锥形小体。艾炷常分为 3 种规格，小炷如麦粒大，可直接放于穴位上燃烧（直接灸）；中炷如苍耳子大；大炷如莲子大，常用于间接灸（隔物灸）。临床常用中型艾炷，炷高约 1 cm，炷底直径约 0.8 cm，炷重约 0.1 g，可燃烧 3 ~ 5 min。操作时，施灸前在皮肤上涂一点蒜汁或凡士林、红花油等，以防艾炷倾倒。将艾炷直接放于皮肤上点燃，当艾炷燃烧到 1/3 ~ 1/2，或施灸部位稍感灼痛时，立即更换新艾炷再灸，严防皮肤烧烫伤等问题。家庭不用瘢痕灸。

（2）艾条悬起灸

艾条悬起灸是将点燃的艾条悬于施灸部位之上的灸法。可分为两种：

①温和灸　手持点燃的艾条，悬于穴位上，固定不移，直至皮肤稍有红晕。

②回旋灸　手持点燃的艾条，艾火距穴位 2 ~ 3 cm，回旋或左右往返移动，使皮肤有温热感而不致灼痛。施灸时间一般为 15 ~ 20 min/ 次，以局部温热微红为度。每天或隔天 1 次。温和灸与回旋灸可交替使用。

（3）隔姜灸

是在艾炷与皮肤之间隔垫上生姜片而施灸的一种方法，具有艾灸与药疗双重功效，本法火力温和，易为患者接受，故而被广泛应用。操作时取新鲜生姜一块，切成厚 3 ~ 4 mm 的姜片（大小根据施灸部位及所用艾炷的大小而定），用细针于姜片上刺数孔。施灸手法：将姜片放在施灸的穴位上，上置高约 1 cm、炷底直径约 0.7 cm 的艾炷，点燃施灸。如局部有热痛感，可将姜片连同艾炷向上稍提起，然后重新放上，反复进行，灸至局部皮肤潮红湿润为度。施灸时间：2 日 1 次，每次 5～7 壮。

（4）温灸器灸

是利用专门制作的施灸器具进行施灸的一种方法。温灸器是一种特制的梯形筒状灸具，内装点燃后的艾条，并可通过橡皮筋与灸具上的固定钩将灸具固定于施灸部位，还可通过灸具上的螺钮等及时调节施灸高度，一般以局部皮肤出现红晕、患者感到舒适为度。凡适用于艾条悬起灸者均可用此法施灸，此法尤其适用于老年保健灸。施灸时将温灸器用橡皮筋固定于穴位上，点燃艾条，插入温灸器中，随时调节艾条高度，以患者感到舒适为度。每日 1 次，每次 20～40 min，在寒冷季节或对于脾肾阳虚较重者亦可每天 2 次。20 天为 1 个疗程。间隔 2～3 天再开始下一疗程，连灸 2～3 个月。

（5）隔盐灸

是将食盐填入脐孔，上置艾炷进行施灸的方法。取纯净干燥的食盐适量，研细后炒温，填平脐孔；如患者脐部凸出，可用适量水和面，再将和好的面团做成一圆圈围在肚脐周围，将食盐填入脐中。将艾炷置于填平食盐的神阙穴上，也可在盐上放姜片再施灸，以免食盐受热爆起而致烫伤。以神阙穴处温热舒适为度，如患者稍感灼痛即更换艾炷。2 日 1 次，每次 5～9 壮。

106. 艾灸过程中需要注意哪些问题?

在艾灸的过程中，还需要注意一些操作方面的问题。

a. 避免在过饥、过饱、过于劳累等情况下艾灸。

b. 施灸过程中要防止艾灰或火星掉落烫伤皮肤或烧坏衣物、床单等。室内宜保持良好的通风。

c. 如果灸出水疱，水疱较小者只要不擦破，可待其自行吸收；水疱较大者可用消毒过的针具小心挑破放出水液，再涂烫伤药或消炎药膏等。

d. 艾灸结束后，应注意灭火处理，而不要直接将余烬等塞入垃圾桶。剩余艾条可插入广口玻璃瓶中，严防火灾发生。

e. 艾灸过程中注意避风寒，艾灸结束后也要避风寒，不要马上喝冷水、洗澡等。由于艾灸操作需要一定的技术和经验，建议找寻经验丰富的中医师进行咨询。

f. 颜面部、心区、体表大血管部和关节肌腱部不可用瘢痕灸。女性妊娠期腰骶部和小腹部禁用瘢痕灸，其他灸法也不宜灸量过重。对昏迷、肢体麻木不仁及感觉迟钝的患者（如中风患者、糖尿病末梢神经病变患者等），勿灸过量，以避免烧烫伤。

g. 灸后须注意七情莫过极，起居宜谨慎，饮食宜素淡，忌食生冷、膏粱厚味。

107. 如何预防晕灸？

晕灸虽不多见，但是一旦发生，患者便会出现头晕、眼花、恶心、面色苍白、心慌、汗出等表现，甚至可能会晕倒。此时应立即停灸并嘱患者静卧休息，注意保暖，可以酌情服用一些温开水。在施术前，应询问患者既往是否有晕灸、晕针历史，是否有其他基础疾病等，从而预防晕灸的发生。

108. 刮痧、拔罐对缓解更年期抑郁症有帮助吗?

刮痧和拔罐是中医常用的治疗方法，对于更年期抑郁症都具有一定的改善作用。刮痧是通过刮拭皮肤表面，促进血液循环，以消除疲劳，改善身体状态。拔罐则是将罐子置于皮肤表面，通过产生负压，帮助皮肤组织改善微循环，缓解轻微疼痛和压力。

二者是利用挤压或者物理负压原理，造成血管破裂、出血，血液渗透到局部组织，进而疏通瘀滞，排除体内代谢产物，达到调理身体平衡的作用。这两种方法均有通经活络、行气活血、消肿止痛、祛风散寒、解毒等作用，且操作简便，便于更年期抑郁症患者自行施术。

109. 如何选择刮痧部位?

一般来说，刮痧的位置应该选择在患者身体的经络、穴位或病变部位附近，如膀胱经、肺经，以及任督二脉等，都是刮痧的常用经脉。患者在不熟悉穴位的情况下，可以针对更年期抑郁症常见症状，选择前文给出的穴位进行施术，同时也可以选择阿是穴（疼痛部位）。另外，可以根据不同病变部位选择刮痧部位，例如头痛可以选择头部刮痧，心悸可以选择在心前区及胸骨部位刮痧。如果熟悉经脉走行方向，在明确病变经脉的前提下，可以沿着相应经脉刮痧，这样可以直接刺激肌肉、骨骼和神经系统，有助于缓解不适症状。

需要注意的是，应该避免在人体的重要器官、受伤部位、皮肤破损处等地方进行刮痧。此外，在刮痧之前，需要仔细观察患者的病情和身体状况，选择合适的刮痧位置，避免不必要的风险和损伤。如果患者有出血性疾病，则不宜刮痧。

110. 刮痧的操作要点是什么?

①准备工作　选择适当的刮痧工具，如玉石板、水牛角板等，使用前消毒；准备好刮痧介质如刮痧油、刮痧乳。另外，需要将刮痧部位的皮肤清洁干净。

②刮痧手法　手握刮痧板（一般是倾斜 45°），用适当的力度、速度和方向在刮痧部位上施压移动。在施术过程中应避免过度用力、避免移动太快或太慢，以免对皮肤造成创伤。

③刮痧时间与频率　每次刮痧时间一般为 10 ~ 20 min，每周可进行 1 ~ 2 次（上一次痧印消退后进行），最好在饭后 1 ~ 2 小时后再进行。

111. 自我刮痧需要注意什么？

a. 严格消毒刮痧工具，避免交叉感染。

b. 仔细检查刮痧工具，确保无破损、开裂等，以免刮伤皮肤。

c. 孕妇腹部及腰骶部、血友病患者、其他有凝血功能障碍的人群，以及皮肤过敏或破损部位均不得刮痧。

d. 不可一味追求出痧，避免刮痧过于用力或过久。

e. 应在卫生环境良好的地方操作，注意保暖、避风，切勿在空气污浊、气温不稳定或有大风的地方进行。

f. 勿在过饥、过饱或过度紧张的情况下刮痧。

刮痧是一种需要一定经验的中医疗法，操作时需注意手法、时间、频率等要点，以确保刮痧疗法安全、有效地进行。初学者应注意手法轻柔，避免损伤皮肤。

112. 如何选择拔罐位置?

一般选择肌肉丰满、皮下组织充实及毛发较少的部位为宜。背部脊柱两侧的肌肉丰厚处是最常选用的拔罐部位，此处不仅肌肉丰厚、体表较为平整，而且是膀胱经循行的部位，密集分布着背俞穴，而背俞穴与人体脏腑相通，通过拔罐刺激，可以加快微循环，调整脏腑经络，促进新陈代谢，改善体质。自觉不适的部位（阿是穴），也可以用于拔罐。涌泉穴位于脚心，是足少阴肾经的井穴，肾脏为主水之脏器，肾的生理功能异常则容易引起身体水液代谢障碍，在涌泉穴拔火罐可以使气血通畅，肾气旺盛，并能疏通肾经，祛除体内的湿毒浊气。足三里是人体重要的保健穴位之一，是足阳明胃经的合穴，通过拔罐刺激本穴，可以调节消化系统的功能，对胃肠蠕动和内分泌功能都有良性的促进作用，有利于更年期抑郁症相关症状的改善。

拔罐的部位应该避开大血管、神经和内脏等敏感部位，以免不必要的风险。另外，一些肌肉过于丰厚的部位如臀部、腹部，在拔罐的时候也需要注意，容易出现吸附过量肌肉，导致不容易起罐的情况。因此，在选择拔罐位置时，一定要结合中医理论和临床实践，进行科学合理的决策。

在拔罐的过程中，应根据拔罐部位的不同，选择大小适宜的火罐施术。对于不便于应用火罐的部位（比如肌肉较少的部位，火罐可能不容易吸附），可以考虑应用抽气罐或橡胶罐。

113. 我应该如何选择拔罐工具呢？

罐的种类很多，不同罐各有其优缺点，如表 8 所示。患者可根据个人情况，酌情进行选择。

表 8　常用不同类型罐的比较

名称	优点	缺点
竹罐	经济实惠、不易破碎、吸附力大	易燥裂漏气，且不透明，难以观察罐内皮肤反应，故不宜用于刺血拔罐
玻璃罐	罐口光滑，质地透明，便于观察拔罐部位皮肤充血、瘀血程度，从而掌握留罐时间	导热快，易烫伤，容易破损（但只要操作正确，方法得当，一般不会出现问题）
抽气罐	抽气罐不用火、电，可排除一些安全隐患，不会烫伤皮肤；操作简便，适合个人和家庭的日常使用	无火罐的温热刺激效应
陶瓷罐	里外光滑，吸拔力大，经济实用	易损坏，无法观察罐内皮肤的变化
橡胶罐	消毒便利，不易破损，携带轻便，操作简单安全，可用于腕踝膝关节处和其他稍凹凸不平的特殊部位拔罐，且留罐期间，不影响活动和功能训练	价格高，不易控制压力，无法观察罐内皮肤的变化，并易老化变形

随着制造水平的提高，现在还有一种“电热罐”，或称智能拔罐器，可以通过电路控制吸力和温度，而且可以刮痧走罐一体，方便实用，但价格相对较高，而且需要定期更换部件。

总之，拔罐可选择的器具非常丰富，可以根据自己的经济条件和使用需求进行选择。但购买时需认准医疗器械认证，防止因产品质量不过关导致的伤人事件。

114. 家庭常用的拔罐方法

（1）留罐法

一手握住罐体，罐口朝下，另一手持镊子夹住一个蘸有95%酒精的棉球在酒精灯上点燃后立即伸入罐内，在罐内中部绕1～2圈，闪火退出后，迅速将罐扣于应拔部位皮肤上。要求动作迅速。棉球蘸酒精宜少，蘸完酒精应挤出多余者之后再点燃，酒精不能滴落或沾在罐口，以免烫伤皮肤。闪火时不要让火焰烧到罐口，以防烫伤。留罐一般5～15 min。

（2）走罐法

先在将要施术的部位涂抹一些润滑剂（以凡士林、润肤霜为最佳），再用闪火法将罐吸拔于皮肤上，用一只手或两只手抓住罐子，微微上提（也可将火罐向滑行方向的一侧上提，相反方向一侧相对压低，以便于火罐滑行），推拉罐体在患者的皮肤上移动，至皮肤出现泛红或轻度瘀血为止。既可按经络或需要拔罐的线路向同一方向移动，也可来回推罐。操作时根据患者的身体情况调整罐内的负压、走罐的快慢及力度大小，要以患者能忍受为度，若推至后颈部，尤其需注意用力要均匀，防止罐体脱落。总体来说，操作时应保持动作轻柔，用力均匀、平稳、缓慢，罐内负压大小以推拉顺利为宜。

115. 拔罐的操作要点是什么?

①选择适当的部位　拔罐的部位应该选择在身体某个穴位上或者是有疼痛、疲劳感的部位。常见的拔罐部位有肩部、背部、腰部等。

②准备器具　拔罐使用的火罐可以是玻璃罐、陶瓷罐等，选择罐子的大小与拔罐部位相匹配即可。如果要走罐的话，准备润滑剂。

③加热罐子　加热罐内空气，然后迅速将罐扣在皮肤上，让罐子内的空气冷却时造成局部适度的负压效果。如果使用抽气罐，则不必点火，将罐子置于皮肤上，通过抽气的方式造成适度负压即可。

④控制拔罐时长　拔罐的时间应该控制在 20 min 之内，不宜过长或者过短。拔罐时间过长容易发泄太过，易致体虚。例如在大椎穴留罐时间过长，容易出现头晕等身体不适。

⑤注意护理　拔罐时要避风寒，拔罐后受术者应适当地休息和保暖，避免受风寒，避免洗澡或者冒雨涉水等活动，同时要保持局部清洁卫生。如果有皮肤破损或者疼痛不适，应该及时就医治疗。

116. 拔罐的注意事项

a. 吸拔力过大，吸拔时间过久，可能使拔罐部位的皮肤起疱。要控制拔罐吸力与留罐时间。

b. 拔罐前应充分暴露施术部位。

c. 患者体位应舒适，施术部位宜舒展、松弛。拔罐时嘱患者不要移动体位，以免罐具脱落。

d. 拔罐数目多时，罐具之间的距离不宜太近，以免罐具牵拉皮肤产生疼痛，或罐具互相挤压而脱落。

e. 老年人、体质虚弱者及初次接受治疗、易发生意外反应的患者，拔罐数量宜少，留罐时间宜短，以卧位为宜。

f. 手法要熟练，动作要轻、快、稳、准。用于燃火的酒精棉球，不可吸含酒精过多，以免拔罐时滴落到皮肤上造成烧烫伤。若不慎出现烧烫伤，应按外科烧烫伤处理。

g. 有出血倾向的患者不宜使用此法。

117. 晕罐的处理

拔罐过程中若出现头晕、胸闷、恶心欲呕、肢体发软、冷汗淋漓，甚者瞬间意识丧失等晕罐现象，应立即起罐，使患者呈头低脚高卧位，必要时可饮用温开水或温糖水，或掐水沟穴等。密切注意血压、心率变化，严重时按晕厥处理。拔罐前应询问患者既往史、是否处于饥饿或劳累状态，做到心中有数。

118. 拔罐的禁忌证

当患者患有下列一些特殊病证时，应当慎用或禁用拔罐疗法。

a. 平素患有出血性疾病，如血小板减少性紫癜、血友病、白血病，或毛细血管试验阳性者不宜施用拔罐疗法，防止出血过多。

b. 精神病发作期、全身剧烈抽搐或癫痫发作患者不宜施用拔罐疗法。

c. 久病体弱、正气不足、身体极度消瘦、恶性肿瘤、心力衰竭、肾功能衰竭、肝硬化腹水者不宜施用拔罐疗法。

d. 妊娠期女性腹部、腰骶部和乳房部以及合谷、三阴交、昆仑等穴位禁止拔罐。

e. 皮肤溃烂、破损、过敏或患传染性皮肤病者，不宜施用拔罐疗法。

f. 外伤骨折、静脉曲张、体表大血管、前后二阴及皮肤瘢痕处不宜施用拔罐疗法。

119. 耳穴的治疗作用是什么？

耳穴疗法通过刺激耳部穴位来调整全身的生理和病理状态，是全息医学的体现。人的耳朵与人体脏腑器官、躯干、四肢等部位有关联，可以通过耳部反射区调节身体不适。耳穴治疗可以起到缓解疼痛、调节情绪、改善睡眠、增强免疫力、促进消化等作用。

耳穴疗法是一种比较安全、方便的中医疗法，可以对多种疾病进行综合治疗。当然，治疗前需要选用适宜的穴位和方法，并在专业医生的指导下进行。

120. 哪些耳穴对调节更年期抑郁症有帮助?

一些耳穴也对调节更年期抑郁症有帮助，它们的名称和定位如表 9。

表 9　对调节更年期抑郁症有帮助的耳穴

名称	定位
神门	位于三角窝内，对耳轮上、下脚分叉处稍上方
交感	位于对耳轮下脚的末端与耳轮交界处
内分泌	位于耳甲腔底部屏间切迹内
皮质下	位于对耳屏内侧面
肾	位于对耳轮上、下脚分叉处下方
心	位于耳甲腔中央
肝	位于耳甲艇的后下部
脾	位于耳甲腔的后上方

121.如何对耳穴进行刺激？

进行耳穴治疗时，可以采用直接手指按压、粘贴耳豆按压、耳针刺激几种方法对穴位进行刺激。在进行穴位刺激时，需要注意穴位的位置、刺激的力度和时间等方面，以确保治疗效果和安全。我们重点介绍耳穴压籽的操作方法。

a. 备品：耳豆压贴、探棒（家庭没有探棒的也可以采用火柴棒、牙签钝头）、75% 酒精、脱脂棉球、剪刀、镊子。

b. 耳部消毒。

c. 寻找阳性反应点。用探棒等在与疾病相应的耳穴周围由外周向中心逐点探查，过程中要用力均匀，寻找耳穴周围最强的反应点。一般来说，探查到最强反应点时，患者会出现喊痛、皱眉、躲避等反应。也有应用耳穴电子探测仪器测定皮肤的电阻、电位、电容等变化者，如电阻值降低，导电量增加，则形成良导点。此时，电子探测仪器会出现报警声音或者灯光提示，则该部位可作为阳性反应点。

d. 贴压。用镊子夹住贴耳豆的胶布，将其黏附在阳性反应点，耳豆应对准阳性反应点。给予适当按压，使耳郭有发热、胀痛感（即“得气”）。

e. 一般每次贴压一侧耳穴，两耳轮流进行，每 3 ~ 7 天轮换 1 次（夏天轮换时间短，冬天轮换时间长），也可两耳同时贴压。

f. 耳穴贴压期间，嘱患者每日自行按压数次，每次每穴 1 ~ 2 min。

122. 耳穴压籽注意事项

a. 严格消毒，防止感染。耳郭暴露在外，结构特殊，血液循环较差，操作不当容易造成感染，且感染后易波及软骨，严重者可致软骨坏死、萎缩而导致耳郭畸形。所以在应用耳穴压籽，尤其是耳针治疗时要严格消毒。

b. 过度疲劳、饥饿、身体虚弱、精神紧张的患者，治疗前应适当休息，饥饿者还应少量进食。治疗时手法要轻柔，刺激量不宜过大，以免出现晕厥现象。

c. 治疗中，如发现患者有头晕、恶心、胸闷、面色苍白、四肢发冷等晕针现象，必须及时处理。

d. 有习惯性流产的孕妇禁用耳针治疗。女性怀孕期间应慎用耳穴疗法，且刺激量不宜过大。尤其不宜用子宫、卵巢、内分泌、肾等穴。

e. 对肢体活动障碍及扭伤的患者，在耳穴压籽期间，应配合适量的肢体活动和功能锻炼，有助于提高疗效。

f. 使用耳穴压籽法时，应防止胶布潮湿或污染；对胶布过敏者，可缩短贴压时间并加压肾上腺，或改用毫针法；夏季耳穴压籽、埋针等时间均不宜过长。

g. 耳郭局部有炎症、冻疮时不宜贴压；按压时，切勿揉搓，以免搓破皮肤，造成感染；在耳穴压籽的疗程中，如果出现皮肤破损，应去掉压籽，给破损皮肤消毒，待皮损完全愈合后再进行压籽。

h. 如果耳穴压籽的原料是磁珠或磁片，患者在做核磁共振的时候需要将耳穴压籽取下，避免影响核磁共振效果。

123.佩戴香囊的益处

香囊是指将含有挥发性成分的药材装入布制囊袋中制成的药囊，又名香袋、花囊、荷包。佩戴香囊属于香熏疗法的一种。香熏疗法是指通过使用植物性具有芳香气味的物质或者芳香精油，以舒畅精神、缓解压力、辟秽驱邪、促进健康的养生保健方式。

香熏的使用有悠久的历史，如马王堆汉墓中发现了香囊、药枕，其内容物经专家鉴定为茅香、辛夷等中药和香料。作为传统饰物的一种，香囊至今仍被广泛应用。装有不同药物的香囊具有不同的功效，多数香囊都具有辟疫、通经、安神的功效。研究显示，中药香囊对流感、白喉、水痘等多种传染病具有一定的预防作用。与此同时，香囊可以通过药物的芳香气味愉悦身心，从而改善更年期抑郁症患者的不良情绪。更年期抑郁症患者可以在日常将香囊随身携带或作为悬挂装饰置于房间。

124. 如何制作香囊?

a. 将布料按照个人喜好剪成相对两片的方形、圆形、三角形、桃形等。

b. 在布料反面用针线缝合三边，留下一边（第四边），然后用镊子把囊体翻至正面。

b. 根据不同的防治疾病和保健需要选择处方，可以是单味中药，也可以是多味中药混合。捣碎药材。

d. 将药材放入香囊。药材需每隔 15 ~ 30 天更换 1 次，以保持药效。

e. 将一根三股线放在囊袋没有缝合的第四边上，将第四边的边沿向下翻折，形成包边，包裹住三股线。然后用针线沿着第四边缝合包边，注意不要缝住三股线。将三股线收紧，香囊收口完成。也可以根据个人喜好对香囊外形进行个性化的制作和装饰。

目前市场有香囊布袋出售，更年期抑郁症患者可以根据自身情况，决定是采购香囊布袋，还是自己制作。

应用举例：

驱蚊安神方：艾叶、紫苏、丁香、藿香、薄荷、陈皮、白芷、石菖蒲、金银花各 5 g。此方可化浊除湿、驱虫辟邪、清心安神，适用于更年期抑郁症兼有焦虑的人群。

125.香囊使用注意

a. 过敏体质或者患有哮喘的人群慎用熏香疗法。

b. 香囊制作除特殊要求外，一般需选用透气性能良好的棉布、丝绸等，不用尼龙、化纤类布匹。

c. 香囊不使用时最好用塑料包封，防止有效成分散发，并置于阴凉干燥处，防止霉变。熏香用的香料也需要保存在干燥、清洁、避光的地方。

d. 香囊和熏香对于改善更年期抑郁或焦虑症状有一定作用，对于其他疾病以预防为主，如果病情较重应及时就医，同时配合其他治疗方法。

第八篇

更年期抑郁症常见健康问题的自我处理

126. 有利于调整情志不舒的代茶饮

情志不舒者可尝试以下代茶饮。需注意，本书中出现的代茶饮与食疗方，患者均需根据自身健康情况选用，如本身有基础疾病务必注意自身饮食禁忌，必要时咨询医生。

①玫瑰花茶　干玫瑰花 6 ~ 10 g，红糖适量。将玫瑰花、红糖放入杯中（糖尿病患者或糖耐量异常者不放糖），沸水冲泡 10 min，代茶饮。适用于更年期抑郁症肝气郁结者。

②菊花龙井茶　菊花 10 g，龙井茶 3 g。将菊花和龙井茶放入杯中，沸水冲泡 10 min，代茶饮。适用于更年期抑郁症气郁化火者。

③橘红茶　橘红 10 g，白茯苓 15 g，生姜 5 片。加水共煎，去渣取汁，代茶饮。适用于更年期抑郁症痰气郁结者。

④人参大枣茶　人参片 3 g，去核大枣 10 枚。将二者置于杯中，以沸水冲泡，加盖焖 15 min，代茶饮。适用于更年期抑郁症心脾两虚者。

⑤枸杞五味茶　枸杞子 20 g，五味子 9 g。将二者置于杯中，以沸水冲泡，加盖焖 15 min，代茶饮。适用于更年期抑郁症心肾阴虚者。

⑥甘麦大枣汤　炙甘草 10 g，小麦 30 g，大枣 10 枚。将小麦放到纱布口袋内，袋口扎起。将炙甘草、小麦、大枣置于锅中，加水煎煮 2 次，去渣取液，合并在一起，代茶饮，温服。适用于更年期抑郁症心神失养者。

127.有利于调整情志不舒的食疗方

①百龙汤　龙眼肉、百合各 30 g，鸡蛋 1 个，冰糖适量。将龙眼肉、百合放入瓦锅中，加水 500 mL，煎至 200 mL，再加入整只蒸熟去壳的鸡蛋，调入适量冰糖（糖尿病患者或糖耐量异常者不放糖），再煮 10 min 左右即成。温、凉均可食用。适用于更年期抑郁症心神失养者。

②龙眼莲子粥　龙眼肉 15 g，去芯莲子 15 g，大枣 10 枚，糯米 50 g。将莲子泡水 1～2 小时后，与糯米、大枣、龙眼肉一同煮粥。温热食用。适用于更年期抑郁症心脾两虚者。

③佛手柑粥　佛手 15 g，粳米 50 g，冰糖适量。将佛手洗净，加水煎煮 5 min，加入粳米，煮粥，粥熟后加入适量冰糖（糖尿病患者或糖耐量异常者不放糖）。温热服用。适用于更年期抑郁症肝气郁结者。

④白萝卜粥　白萝卜 200 g，粳米 50 g。将白萝卜去皮，切成小丁，与粳米同煮粥。温热服用。适用于更年期抑郁症痰气郁结者。

⑤芹菜黄花汤　芹菜 100 g，干黄花菜 20 g，瘦猪肉 50 g，鸡蛋 2 个，调味品适量。将芹菜去叶，洗净，切段；干黄花菜洗净，用温水泡发，再次洗净后切段；瘦猪肉洗净，切成丝；鸡蛋打散。锅中加水，大火煮沸，加入芹菜、黄花菜、瘦猪肉，煮 10 min 后，打入鸡蛋，根据口味加食盐、酱油等，蛋花结成时淋入香油即可。适用于更年期抑郁症肝气郁结者。

128. 穿鲜艳亮色的衣服有助于调节更年期抑郁情绪

色彩心理学家发现，不同色彩会影响人的空间感、时间感和情绪。比如同一个箱子，刷成黑色会比白色看上去要重 1.8 倍。同样的道理，衣服颜色也会对心理产生重要影响。比如，白、黑、灰三个常见的职场色系，虽然稳重，但略显呆板，容易使人产生沉重、压抑的心情。

不同颜色的衣服可以对缓解压力起到不同的作用：绿色是舒适之色，能缓解疲劳，并能从心理上给人带来一种安全感与放松感；粉色是温柔之色，可以安抚浮躁的心情，适合更年期抑郁症兼有焦虑的患者；蓝色是镇静之色，能起到稳定血压、消除紧张感的效果，有利于压力大者放松，也适合更年期抑郁兼有焦虑者。

129. 健康大步走有助于情绪释放

大步走是相对比较容易坚持下来的运动。坚持每天大步走有助于改善内循环，释放压力，调节心情。

在健步走的时候，建议穿着舒适的开衫衣服、平底鞋，便于运动。最好选择光线充足、空气相对清新、道路平整开阔且安全的地方进行运动。行走的时候昂首挺胸、充满自信，做到高摆臂、手给力、深呼吸、迈大步，并且逐步提高走路的步速。每次健步走做到微微汗出，运动后周身舒畅，不疲劳，不影响下一步的工作或学习。如果家人或者邻居、同事，能够陪同患者一起进行运动，不仅有利于患者坚持运动，还能为患者提供情感支持。

坚持健步走，无论是对于更年期的一些症状，还是对于抑郁症的表现，都会有一定的改善作用，会让人充满活力。

130. 良好的室内外环境有助于改善不良情绪

环境对于人们的情绪影响也颇大。一般来讲，空气清新、采光好、相对宽敞明亮的环境有利于愉悦身心，改善室内外环境有利于改善患者的不良情绪。

（1）选择良好的居住环境

地势较高、安静清幽之处是理想的居住环境，如果能够背山面水，则最为理想。清新的空气、安静的自然环境，有利于人身体的健康和情志的畅达。住宅最好坐北朝南，避开环境污染源，如化工厂、垃圾处理场等。住宅周围宜安静，与主干道、娱乐场所、餐厅等保持一定距离，避免噪音打扰。绿化情况也是居住环境的影响因素，植被能够净化空气，对于预防呼吸道疾病有益；富含负离子的空气有助于缓解神经紧张；植被还能消除一部分噪音，有益于听力和神经系统健康；植被并能吸收阳光中过强的紫外线，缓解视觉疲劳。

（2）室内环境的影响

①住宅朝向　我国位于北半球，房屋朝向以坐北朝南为佳，有利于室内采光、通风及温度、湿度的调节，有“冬暖夏凉”的优点。随着人们年纪的增长，阳气渐衰，室内采光好，对身体健康有利。

②居室面积　居室面积宽敞适中即可，不宜过大过小。太大不利于保暖，太小空气流通差，也不利于湿度、温度的调节。卧室空间更不宜太大，过大的卧室保暖效果差，也不利于睡眠。《吕氏春秋》中说，“室大则多阴，台高则多阳。多阴则蹶，多阳则痿，此阴阳不适之患也。”因此，不要盲目追求豪宅、别墅、大平层，合适的才是最好的。当然，如果居室面积略小，就应当从室内布局多加考虑，减少不必要的设施，及时清理不用的生活物

品，让空间尽量能够“留白”。

③居室层高　居室高度应适中，层高充足可以满足采光要求和空气的自然流通，但过高不利于保温。室高以 3 m 左右为宜，我国大部分地区层高最低标准为 2.6 ~ 2.8 m，寒冷地区可略低，炎热地区可略高。对于层高偏低的居室，在装修上就不适合应用较大的吊灯，另外，室内照明应以明亮为主，减少昏暗的灯光色调，室内装修也以浅色系为宜。

④居室进深　进深是指居住建筑或房间从前墙壁到后墙壁之间的实际长度，居室的进深直接影响采光和通风。从装修布置家居的角度讲，居室进深与居室宽度之比最好是 3 ∶ 2，房间的进深一般限定在 5 m 左右，住宅进深不宜超过 14 m。

⑤居室装饰　居室装饰应方便生活，素雅清洁，有利于情绪恬淡平和，不宜过度奢华。色彩能直接影响人的心情，装修色调上，不同颜色有不同的特点：黄色可增加房间的宽阔度，并给人以典雅高贵的感觉；嫩绿、浅蓝显得温柔、恬静，使人产生安闲、幽雅感；粉红色会给人以慰藉和温馨的感觉。抑郁症患者的居室应尽量采用明亮的浅色布置。同时，居室布置还应兼顾慢性病的因素，例如高血压患者的居室内红色不宜过多。

⑥谨防室内污染　室内污染主要来源于建筑装饰材料、现代家用电器辐射等。故新装修的房子不要急于入住，入住后要经常开窗通风，使有害物质散逸，并在室内放置活性炭吸附。电器设备应合理安装，电器与墙壁保持距离；注意安全使用，如使用微波炉等电器时人与其保持 1 m 的距离。

⑦环境卫生　环境卫生不良、污水滞留易导致细菌滋生。故应每日打扫房间，经常开窗，使空气流通，避免室内潮湿。每日起床后，不要急于叠被，应让水分和气体充分散发和逸出，还要定期拆洗和晾晒被褥。厕所要随时冲洗，避免污水滞留，滋生蚊蝇。定期大扫除，经常疏通下水道。保持良好环境卫生，能够预防疾病。在清洁卫生的环境中生活，是保证情绪稳定的必备因素。

131. 书法绘画缓焦虑

书画养生，包括习书作画和书画欣赏。习书作画是融学习、健身及自我欣赏为一体的活动。书画欣赏则通过欣赏和品味古今名家的书画、碑帖等艺术珍品，获得心理的共鸣和美的享受。书法与绘画既是具有浓郁民族特色的传统艺术，又是养生延寿的重要手段。

①书画家多长寿　自古以来，书法家与画家每多长寿，所谓“画家多长寿，寿从笔端来”。如历史上著名的颜、柳、欧、赵四大书法家，其中三位去世时都年逾古稀。近现代书画家中长寿者更是不胜枚举，如画家何香凝、齐白石享年皆逾九旬。更年期抑郁症伴有焦虑的患者经常习书作画，有助于淡泊明志，缓解焦虑情绪。

②通过书画练习以养身　习书作画有疏通经脉、调畅气血的作用。习书作画时要求头正身直、臂开足安、悬肘松肩（类似练太极拳起势的感觉），以利提全身之气。同时，集中精力，心正气和，灵活自若地运用手、腕、肘、臂，可使体内气血畅通，身体各部功能得以调整，大脑神经的兴奋和抑制得到平衡，促进血液循环和新陈代谢，从而达到“疏其血气，令其条达，而致和平”的最佳生理状态。

③通过书画练习以养神　习书作画过程中秉笔握管，必须聚精会神，粗犷之处，一挥而就，洒脱而成；细腻之处，犹如发丝蝉翅，丝丝入神。有研究显示，练书法不仅能带来生理状态的松弛，也能导致心理状态的宁静，从而有助于排除不良因素干扰，达到养心安神、调节平衡的作用。此外，更年期抑郁症患者在练习书画的过程中，也会因作品从粗简到传神的转变获得成就感和满足感。

④书画提高人的审美水平　欣赏书画艺术能使人增添情趣、陶冶情操，获得美的享受。书法和绘画是两种不同的艺术表现形式。书法重在字的间架结构变幻及笔力气势的变化，这也是汉字独有的特点与魅力。如陕西西安碑

林里，矗立着很多古代名人的书法碑刻，吸引着大量的书法爱好者，是西安的一个重要的旅游景点。中国画简称国画，主要是用毛笔蘸水、墨、彩，在帛或宣纸上作画的一种传统绘画形式。国画的题材丰富，主要分为人物画、山水画、花鸟画。观赏出神入化的名家之作，会感受到高雅艺术的无穷魅力，从而获得内心的宁静和心理的满足。

另外，阅读休闲亦可属于书画养生范畴。虽然随着社会的进步、各种大众传媒及电子产品的普及和应用，读书、写字、看报等传统的求知方式被不断地弱化，但自古流传下来的购书、读书、抄书、藏书、著书的习惯仍然被中老年人视为人生一大乐趣。茶余饭后，浏览具有娱乐性、趣味性、知识性的各种书籍报刊，既能增长知识，又能使身心得到放松，有助于改善更年期抑郁症患者心境。

132. 音乐舞蹈愉悦身心

音乐和舞蹈有助于改善更年期抑郁症患者心理不良状态，舞蹈在一定程度上还可以作为健身项目。

音乐具有人际和社会作用、生理和物理作用、心理和情绪作用，不同的音乐可以帮助发展听觉、视觉、运动、语言交流、社会认知，同时，音乐还会帮助患者学习正确地表达自我情感以及自救的能力和技巧。《黄帝内经》很早就提出了“五音疗疾”的理论，现代医学也包括音乐疗法，应用不同的音乐帮助不同类型疾病的患者进行康复，例如《春江花月夜》《蓝色多瑙河》曲调优美，可以用于舒缓精神紧张、焦虑;《十面埋伏》《义勇军进行曲》曲调高亢，振奋人心，可以用于调节抑郁之类的负向情绪。

而练习不同乐器，又对于身体的某些功能具有一定的保健和康复作用。例如弹琴有助于双手精细动作的改善，吹小号有利于增强肺活量。

舞蹈是将运动结合于音乐，以音乐调配运动的形体艺术。常见的有民族舞、交际舞、迪斯科等，国内常见的广场舞可以包括前述多种形式。在优美的音乐旋律中，通过肢体、身躯的运动，以动作语言表达情感，既轻松欢快，又可活动关节、流通气血，从而达到轻身健体、促进消化、缓解疲劳、祛病益寿的养生效果。通过跳舞，可以加速周身的血液循环，促进新陈代谢，使全身的肌肉、肌腱、关节得到锻炼，对胸廓、腰背、臀部、四肢具有很好的健美效果。舞蹈不但可以锻炼身体，还可以促进社交。轻歌曼舞于三步、四步或节奏明快的迪斯科音乐之中，不仅使身体的各部都得到了锻炼，还有利于跳舞者建立新的社交群，从而调节情绪，使紧张的情绪得到松弛和缓解，使抑郁的心情得到振奋，从而有效地防治抑郁症等多种精神性疾病，是一项有利于养生的休闲娱乐活动。

部分舞蹈项目需要患者有较好的运动功能和平衡功能，肢体协调，因此疾病后身体协调活动能力下降的康复对象尝试应谨慎，以保障安全。

133. 垂钓怡情养性

垂钓，即钓鱼，是一项具有悠久历史的户外活动。过去多作为一种谋取食物的手段，后来逐步发展为有利于身心健康的休闲娱乐活动。

（1）垂钓可健身

垂钓多是选择远离市区的郊野，垂钓者经过一番跋涉，到了湖边河畔，仍要来回走动，察看地形水势，选择钓位，这本身就是一种活动筋骨的健身运动。即便是在市内，不用长途跋涉，垂钓者在垂钓时也要不时地抛竿、提竿、换饵、站立、下蹲、前俯后仰，反复多次，如此可使肌肉韧带及颈、肩、肘、踝、趾等各部位关节得以均衡锻炼。因此有人称垂钓是一项“轻体育”活动。

（2）垂钓可养性

垂钓者静坐于河边塘侧，面对旷野村色，呼吸着新鲜空气，静观水面鱼漂的沉浮动静，不愁不忧、悠然自得、烦恼皆无。垂钓可以使心情浮躁者逐渐变得沉着稳重，使情绪低落者感到心胸开阔。俗话说：“任凭风浪起，稳坐钓鱼台。”这不光是谈钓鱼，更富有人生哲理：在任何情况下，面对各种困难，都应保持一种冷静沉稳、乐观坚定的心态。

（3）垂钓可怡情

垂钓使人们有更多的机会接触自然、享受自然。在江河湖海之滨，碧波荡漾，野草野花阵阵芳香，阳光温暖柔和，这一切都使人感到心旷神怡。当钓到一条活蹦乱跳的大鱼时，心中喜悦之情便会油然而生。

134. 垂钓前需要做的准备工作

a. 掌握天气情况，多雨季节带好雨具。

b. 带好钓竿、钓线、钓钩、钓饵、水桶等；准备方便的食物和充足的饮用水；带小凳子、遮阳用具、太阳镜、湿巾。

c. 现场做好地形和水域的判断。在安全、安静、相对避风的地方钓鱼。

d. 平时对各种鱼类的生活习性进行了解，有助于提高钓鱼成功率。

135. 垂钓过程中需要注意的问题

a. 垂钓的地点在水边，因此，垂钓过程中应特别注意人身安全的保障，防止落水。对于更年期抑郁症患者，家属要判断患者是否有自杀倾向，防止发生意外。

b. 最好是几人结伴，可结合郊游活动，不仅能相互照应，更能增添情趣。对于抑郁症患者来讲，建议家属陪同钓鱼。

c. 有风湿痹证或者平素畏寒肢冷的人，应注意防潮、防寒，不要垂钓时间过长，以免加重病情。

d. 垂钓的意趣在其过程，“钓翁之意不在鱼”，至于能否钓到鱼或鱼的大小多少，都不应太介意，否则就失去了垂钓的养生意义。

136. 缓解肝气不舒的按摩方法

①擦胁肋　将双手搓热，沿着胁肋两侧上下摩擦 3 min，速度宜快，以局部发热为宜。再自上向下搓两胁 3 min。

②揉擦胸部　将双手搓热，用双手掌自上而下揉擦胸部数遍，以局部发热为宜，时间大约 3 min。单掌自胸骨柄向下至剑突部，从上至下平擦，以局部发热为度，时间大约 3 min。做此按摩时以卧位为佳，便于施术。

③拍胸　用虚掌自锁骨下缘，沿着乳中线至第 7 肋骨上缘拍击胸部。左右两侧各拍击 20 次。注意：拍胸的力度不宜过大。

按摩胸胁部可令百脉通畅，五脏安和。对于情志郁结、胸胁满闷、胁肋疼痛、消化不良等有一定的防治效果。

137.有利于改善更年期潮热汗出的食疗方

①平菇豆腐　鲜平菇 400 g，豆腐 500 g，调味品少许。将豆腐置于锅中蒸 20 min，冷却后切成小块备用。平菇洗净，撕成小块。将豆腐和平菇置于砂锅中，加入清水，慢炖 30 min，加入香油、食盐等少量调味品即可。

②凉拌白菜丝　白菜 400 g，香菜 50 g，白糖、醋、香油、食盐少许。将白菜、香菜洗净，切成细丝。加入少量食盐、醋、白糖（糖尿病患者或糖耐量异常者不放糖），淋入少量香油，拌匀即可。

③百合黄花烩豆腐　鲜百合 50 g，干黄花菜 20 g，豆腐 200 g，番茄 50 g，青椒 50 g，植物油及调味品少许。百合洗净，掰开；黄花菜泡发，洗净，切段；番茄、青椒洗净，切小块；豆腐切 2 cm^3 的豆腐块。热油，锅中放入葱花煸炒出香味，然后放入黄花菜、青椒、百合、豆腐，翻炒几下，加入番茄，添少量水、食盐，烩煮 3 min，用生粉勾芡，加入少量香油即可。

④黑豆山楂浮小麦汤　黑豆 50 g，浮小麦 15 g，山楂干 20 g，蜂蜜少量。将浮小麦用纱布包好，冲洗干净；黑豆洗净，加水浸泡 1 小时。将黑豆与浮小麦同置于砂锅内，煎煮至黑豆熟烂，捞出浮小麦，加入山楂干再煎煮 10 min，调入少量蜂蜜即可。温热食用，吃豆喝汤。

⑤竹笋炒豆芽　鲜竹笋 200 g，绿豆芽 200 g，五花肉少量，葱花、食盐适量。首先将竹笋洗净，去皮，切成细丝备用；绿豆芽洗净备用；五花肉切丝。锅内温油，葱花炒香，加入肉丝翻炒，炒至金黄，倒入洗好的绿豆芽、竹笋，一起翻炒。待快熟时加入少量食盐调味，炒熟即可。

⑥五味枸杞饮　醋炙五味子 5 g，枸杞子 10 g，冰糖适量。将五味子和枸杞子放入杯中，沸水冲泡 10 min，调入少量冰糖（糖尿病患者或糖耐量异常者不放糖），代茶饮，温热频服。

138. 品茗和茶艺有助于改善烘热汗出等更年期症状

唐代陆羽所著《茶经》是世界第一部茶专著。茶文化是中华民族文明的一个重要组成部分。品茗常与茶艺一起进行。茶艺操作主要包括准备用具、煮水、赏茶、温杯烫具、投茶、洗茶、冲茶、分汤、敬茶、赏汤、品茶、回味等步骤，每一步都有相应的操作要求，使品茗更具有艺术性和观赏性，也把茶的清新馥郁、怡情养性发挥到极致。应用茶艺与好友品茶，能够很好地舒缓情绪、增进友谊，是很好的休闲方式。另外，饮茶可以清利头目、除烦止渴，对于头晕头胀、眼部红赤、口渴咽干、烘热汗出等情况，具有很好的改善作用。

中医认为，茶微苦、甘，凉，具有清头目、解烦渴、消食、利尿、解毒的作用。现代研究显示，茶对心脑血管具有一定的保护作用，这对于处于更年期的人群而言也是很适宜的，因其激素水平剧烈波动，尤其是女性，失去了雌激素的保护作用，患心血管疾病的概率可能会升高。此外，饮茶对于抗衰老、抗氧自由基均有一定作用。需要注意的是，脾胃虚寒的人不适合喝茶，如果一定要喝，建议选择少量的红茶、乌龙茶或黑茶。

139.品茗相关注意事项

a.茶叶应当储存在干燥通风的地方，避免潮湿、高温、不洁、曝晒的储存环境。存放茶叶的容器以瓷坛、有色玻璃瓶为佳。

b.冲泡茶叶前，茶壶茶杯要用开水先洗涤。洗茶时，最多洗 15 s，时间过长会导致茶的有效成分大量流失。

c.泡茶的器具以紫砂、瓷、玻璃材质为宜，而又以紫砂为佳，古有“以紫砂为上，盖不夺香，又无熟汤气”的论述。

d.不饮浓茶，不宜饮隔夜茶。

e.失眠的更年期抑郁症患者不宜饮茶，尤其不宜睡前饮茶；心动过速、心律不齐的患者不宜饮茶；患有容易造成神经、精神兴奋疾病的人群不宜饮茶，如甲状腺功能亢进的患者。

f.一般情况下，服药不饮茶，以茶作为药引或药物组成时除外。另外，如果患者服用的药物是清热去火的药物，可以酌情少量饮茶，以辅助清热泻火，但不能用茶水服药。

140. 叩齿咽津翕周法滋阴除火

①练习目的　滋阴除火，固齿益精，补肾壮腰。长期练习，有助于改善烘热汗出，防治性功能的衰退等。

②练习方法　每日早晨起床后叩齿100次。然后舌舔上腭、舌下及齿龈，使口中储满津液，一点儿点儿地咽下，用意念将这些津液输送到丹田（肚脐下小腹部位置）。最后，翕周，即收缩肛门，吸气时将肛门收紧，呼气时放松，一收一松为1次，连续做50次。

141.烘热汗出更要注意衣着合体

更年期抑郁症患者兼具抑郁症和更年期的症状，经常烘热汗出的人，身体由于汗出，经常感觉黏腻不爽，更应该在穿衣戴帽方面多加注意。

首先，衣着要适合自身的体型，不可过于宽松，以免衣不着身而受风寒；也不宜过重、过厚、过紧，过厚、过重的着装使人臃肿笨拙，活动不便，还容易导致不慎跌倒，着装过紧则阻碍气血流畅，甚至可能引起血管压迫、呼吸不畅、胃肠功能减弱、阴部炎症等。总之，以衣着轻、软，穿、脱方便为宜。

要根据不同需求选择相应的衣料，才能充分发挥服饰的保健功能。御寒，宜选保暖性好的纺织材料，如毛、棉、羽绒等；防暑，宜选透气、吸湿性能好的衣料，如真丝、棉织品等。在色泽的选择上也应注意，深色的衣料有利于吸热，利于保暖，适合冬天；而浅色服装有助于人们感到凉爽，适合夏天。服饰选用相对靓丽的颜色，有利于更年期抑郁症患者改善抑郁情绪。内衣的选择应特别注意选料，棉织品适宜穿着，柔软、吸湿性好，不应采用化纤制品以免导致皮肤过敏，哮喘者更应避免；在颜色上，内衣色泽宜淡，以避免染色剂可能带来的危害。服饰衣着要兼顾劳动保护、作业安全、体育运动等方面的要求。

“冬穿棉，夏穿单”，衣着要适应季节的变化。需要补充的是，夏季虽热盛，但着衣仍须护其胸背，避免受凉，尤其要避免大汗后立即减去衣物；空调房中衣着不宜过少；如果出汗过多宜及时换衣，不可长时间穿着湿透的衣服。冬天还要注意关节局部的保暖，必要时可戴上护膝、护腰等。俗语讲“春捂秋冻”，春天由寒转暖，但气温变化较大，不可马上脱去冬装；秋天由热转寒，应逐渐适应寒冷，增强自身的适应力与抵抗力，不应骤然增加过多衣服。

“头为诸阳之会”，中医认为全身阳气会聚于头部，在寒冷季节戴帽子，可以避免阳气的耗散。帽子应大小适宜，轻重合度，不影响头部的透气、排汗。

穿鞋也应注意大小适宜。鞋子过大行动不便，容易使人跌倒；鞋子过小影响血液循环，甚至可能造成足部畸形。一般以布鞋大半号，皮鞋大一号为宜。其次要注意鞋跟的高度适中，一般以 2 ~ 3 cm 为度，鞋跟过高或过低都易引起疲劳和疼痛，过高还容易造成足部扭伤。此外，谚语云“寒从脚起”，足踝部有许多重要的穴位，要注意保持足踝部温暖，以免受寒生病。

142. 改善睡眠的食疗方

①酸枣仁芹菜汤　芹菜 100 g，炒酸枣仁 10 g。将芹菜去叶，洗净切段，同洗净的酸枣仁一起下锅，加适量水共煮为汤。睡前 1 小时饮服。宜常食。

②莲子茯苓糕　去皮、芯莲子肉 500 g，茯苓 500 g，麦冬 300 g，桂花 20 g，面粉 100 g，白糖 100 g。将莲子肉加水浸泡 4 小时，上锅蒸熟，备用。茯苓、麦冬打粉，加少量水浸泡，备用。将蒸熟的莲子肉研磨成粉，与麦冬、茯苓、面粉、桂花、白糖放一起（糖尿病患者或糖耐量异常者不放糖），搅拌均匀，加水和面，制成糕状，放入蒸笼蒸熟。出笼，切块食用。

③藕丝羹　去皮嫩藕 100 g，鸡蛋 2 枚，山楂糕 30 g，蜜枣 3 枚，青梅 10 g，白糖适量。将藕洗净，切成细丝，放入沸水锅内焯熟，捞出，备用；山楂糕、蜜枣、青梅切成细丝。将鸡蛋打入碗内，加适量清水调匀，上锅蒸 10 min 而成鸡蛋羹。再将上述细丝及白糖均匀地撒在鸡蛋羹上即成（糖尿病患者或糖耐量异常者不放糖）。

④桑椹百合蜜膏　桑椹 500 g，百合 100 g，蜂蜜 300 g。将桑椹和百合加水适量，煎煮 30 min，取液；药渣加水再煮 30 min，取液。将两次药液合并在一起，以小火煎熬，浓缩至黏稠时，加入蜂蜜，煎煮至沸停火，待凉，装瓶备用。每次 1 汤匙，沸水冲化饮用。

⑤酸枣仁粥　炒酸枣仁 10 g，粳米 50 g。二者置于锅中煮粥，温热服用。

⑥牛奶粥　牛奶 500 mL，粳米 50 g。将粳米淘洗干净，加入牛奶，一起煮至粥成即可。

143. 按摩下肢涌泉助睡眠

①练习目的　交通心肾、引火归原。对心肾不交引起的失眠、遗精等都有很好的防治效果。

②练习方法　坐位，将双手搓热后，双手掌分别紧贴在脚面上，从脚趾到脚跟，沿踝关节到三阴交穴一线，往返摩擦 20 ~ 30 次。然后用手掌分别搓涌泉穴 100 次。摩擦时，宜让意念关注在涌泉穴位置，手势略有节奏感。

144. 纠正对于睡眠障碍的认知误区

更年期抑郁症的人群很多都有睡眠障碍，不足 8 小时的睡眠给患者造成了很大的心理压力。患者经常有负性的自动思维，常过分夸大失眠的短期影响和长期影响，包括对生理和心理功能方面的影响，认为失眠会对身体造成持续性的损害。患者对睡眠存在过度的关注和担心，每天花费大量时间考虑晚上能否睡好、怎样才能睡好等，对不能睡着的恐惧会提高日间和晚上的唤醒水平。其实，患者担心的失眠的后果与其说是睡眠不足造成的，不如说是失眠所引发的抑郁、焦虑情绪造成的。另外，患者对如何提高睡眠质量也可能存在认识错误，如多在床上躺些时间，早上床、晚起床这种应对策略对于改善睡眠障碍并没有太多帮助。很多患者吃完晚饭后就早早上床，翻来覆去等待睡眠的到来，当困意迟迟无法降临时，开始变得抑郁、焦虑、沮丧，反而更加强化了“高警觉”状态，形成恶性循环。

其实患者对于每天 8 小时睡眠时间存在认知误区，对睡眠需要的期盼过高。实际上，每个人对于睡眠时长的需求存在一定差异，并不是每个人都必须要睡满 8 小时才能保证第二天精力充沛，有的人可能睡眠需要超过 8 小时，有的人则低于 8 小时。一般认为，成年人每晚睡眠的时间在 6 ~ 8 小时。个体是否需要 8 小时睡眠，可以将第二天是否精力、体力充沛，能够快速投入工作和学习作为参考，不必强求必须满足 8 小时睡眠。工作和学习紧张的人，应适当午睡，时间不超过 1 小时。

145. 改善睡眠障碍要注意哪些问题?

a. 纠正不良睡眠习惯，如夜间不睡就开着电视、玩手机等，也应避免为补偿睡眠过多地午睡，应尽量保持规律的作息时间，不熬夜。

b. 睡前几小时避免使用咖啡、茶等兴奋性物质，以免引起或加重睡眠障碍。睡前不饮酒，酒精可干扰睡眠，造成睡眠不安或早醒。避免烟草和尼古丁，研究显示，与不吸烟的人相比，吸烟的人睡眠更差。

c. 保持规律的体育锻炼，但睡前 1 ~ 2 小时应避免剧烈运动，应保持身心安静，逐渐进入睡眠状态。

d. 要避免过饱，中医认为“胃不和则卧不安”，因此晚餐时间可适当提前，临睡前尽量少进食或不进食，不进食不易消化的食物，同时也不宜食用过多容易利尿的食物，比如西瓜。

e. 睡前至少 1 小时内不做容易引起兴奋的脑力劳动或观看容易引起兴奋的书籍和影视节目，不宜进行高强度脑力活动。

f. 卧室环境应安静、舒适，保持光线及温度、湿度适宜。

g. 避免忧思、愤怒等情绪波动，也不要纵情谈笑。

146. 有助于改善睡眠障碍的睡眠日记

写睡眠日记实际是睡眠限制治疗的一部分。睡眠限制治疗是改善睡眠障碍的行为疗法之一。睡眠限制治疗的基本思路是：在床上的时间过长会加重失眠，并使睡眠质量下降，所以通过限制患者在床时间，人为造成睡眠剥夺轻度状态，以达到提高睡眠效率的目的。患者在床上花费过多的时间却无法入睡，易引起白天情绪低落、毫无生气，促使患者在床上花费更多的时间用来睡眠，结果往往适得其反，形成恶性循环。另外，患者在床上的时间越长，越易造成很多片段性睡眠，睡眠浅且易醒，这种睡眠习惯是很多顽固性失眠的重要原因。睡眠限制疗法即主要针对这种习惯而设计，具体操作可分为以下步骤：

a. 先做 1 周的睡眠日记，包括几点上床、几点睡着、几点醒等。

b. 根据日记计算出该周平均睡眠时间和睡眠效率。睡眠效率 = 总睡眠时间 / 总卧床时间 ×100%。例如患者报告平均卧床时间为 7.5 小时，平均入睡时间为 5 小时，则平均睡眠时间为 5 小时，睡眠效率为 67%。

c. 以患者上周入睡时间作为本周卧床时间，但要固定起床时刻，且卧床时间不能低于 5 小时。

d. 依据本周睡眠效率，每 7 天调整卧床时间。如果本周平均睡眠效率达 90% 以上，则下周可提早 15 ~ 30 min 上床；如果睡眠效率在 85% ~ 90% 之间，则下周维持原卧床时间；如睡眠效率低于 80%，则下周上床时刻要推迟 15 ~ 30 min。

以上程序反复进行，调整睡眠的卧床时间，直到患者找到最合适自己的卧床时间及最佳效率，以巩固睡眠。

147. 寝具的选择

首先，床的高低要适宜，过高让人上下床不便，尤其是夜间，容易跌伤；过低则易受潮。床的高度一般宜略高于就寝者的膝盖，以就寝者坐在床边，双脚能够平踏到地面的高度较为合适。

床垫的选择上，一般在木床上铺 10 cm 厚的棉垫为宜，质地软硬适宜的其他床垫也可。床垫过硬则使人不适，但过软危害更大，床垫过软，身体受力不匀，对脊柱有害，特别是椎间盘突出的患者不宜睡软床。

枕头高度一般离床面 5 ~ 9 cm 为佳（大概自己拳头竖起的高度），过低容易使脑部充血，醒后头胀痛、面目浮肿；过高则颈部肌肉易受到牵拉而“落枕”，但有心衰或比较严重的呼吸系统疾患的患者枕头可适当抬高。传统睡眠养生建议“头凉脚热”，因此，枕芯可采用决明子、荞麦壳等。要勤晾晒枕头，避免潮湿，定期更换枕芯，防止滋生螨虫。

棉被的选择应当以温暖、柔软、干燥为宜。

148.其他有助于改善睡眠障碍的方法

①找到放松的方法　放松有助于改善睡眠，例如在睡前洗个热水澡，泡脚，接受轻柔按摩或听舒缓的音乐均有助眠作用。

②药物　安眠药能偶尔为您带来良好的睡眠。它们通常仅作短期使用，让您在特别困难的时候入睡。服用前请向医生咨询睡眠药物。也可以使用药枕（如填充物中加入决明子、菊花、蚕沙等药物的枕头）等帮助睡眠。

③熏香助眠　有些熏香有催人入睡的功效，香疗养生自古有之。熏香助眠应该在专业人士的指导下进行，应选择适合的香方，可制作香饼、线香、末香等，置于香炉中点燃，还可制作药露，放于室内。此法通过鼻黏膜的吸收作用起效，能改善疲劳和失眠，抑制神经过度兴奋。

④音乐安神　用音乐来养身修性，古已有之。在睡前可选择自己喜爱的舒缓的轻音乐，或自然声音如海浪缓慢拍打沙滩声、丛林中风鸣鸟叫声等，以较低的音量收听，随音乐节律调整呼吸节律，身体慢慢放松，降低机体代谢率，以帮助入眠。

⑤饮食助眠　失眠者日常饮食的基本原则是营养丰富、易于吸收、清淡为主。睡前可少量服食一些有益于睡眠的食物，如核桃、蜂蜜、百合、龙眼肉、牛奶、香蕉、莲子、大枣、小麦、木耳、苹果等，还可配合饮食保健。

149. 提高睡眠质量的方法

（1）睡眠环境

睡眠的环境要安静、光线幽暗，不宜开灯睡觉。卧室内不应有冰箱及大量绿色植物，以免影响空气质量。睡前可以适当通风，新鲜空气含有较多的氧气，有助于入睡。室温以 18 ~ 20 ℃为宜。适宜的光线、温度可以避免大脑的兴奋，提高睡眠质量。

（2）睡觉姿势

古代有“卧如弓”之说，主张右侧卧位为佳，这种睡姿有利于全身肌肉的松弛，消除疲劳，同时不会使心脏受到压迫，还可以帮助食物朝十二指肠方向推进。当然，人在睡眠时不可能总保持一种姿势，应当以睡得自然舒适为目的。但是，俯卧位压迫脏器，应当避免，有呼吸系统和心血管系统疾患的人群尤其应注意。

（3）睡觉方位

古人认为卧时春夏头部宜向东，秋冬头部宜向西。因为东方属阳主升，春夏头向东卧，有利于气机升发，可以养人阳气；西方属阴主降，秋冬头向西卧，有利于气机潜藏，可养人阴气。大多数养生家反对头向北卧，因北为阴中之阴，头为诸阳之会，故认为头向北卧易伤人阳气。这种说法目前尚不能完全证实，因此睡眠方位不必过度拘泥，其在保证睡眠质量中起的作用权重较低。

（4）睡眠时间

睡眠时间当因人而异，不能一概而论。成年人一般睡眠需要量为 8 小时，老年人为 5～6 小时。老年人午休十分必要。同时，应当适应春生、夏长、秋收、冬藏四时节气阴阳消长的变化，春季应早起晚睡，夏季应夜卧早起，秋季当早卧早起，冬季当早卧晚起。

（5）醒后保养健身

醒后不宜快速坐起，缓慢起身后，可以在床上进行一些醒后保养运动。古人倡导许多保养方法，包括醒后伸展和转动肢体、自我按摩、叩齿咽津、调节呼吸等，以使气血流畅，肢体灵活。

150. 如何改善食欲不佳?

更年期抑郁症患者常出现食欲不振、没胃口等表现，而导致食欲不佳的原因是多方面的，既有生理性的也有病理性的，因此，要根据病因进行调整。

①治疗原发疾病　导致食欲不佳的因素很多，很多慢性病特别是消化系统慢性病例如肝炎、胆囊炎、胃炎等，都可能会导致食欲不佳。因此，对于食欲不佳的患者，应进一步明确诊断，优先排除一些慢性病的影响。如果检查确有问题，可给予针对性治疗，疾病得到治疗，食欲不佳相应也会得到改善。

②改善胃动力　胃动力不足也会导致食欲不佳。可在医生的指导下口服促进胃动力的药物如多潘立酮、莫沙必利等，以及促进消化的药物如健胃消食片、大山楂丸等，一般情况下，都能在一定程度上改善食欲不佳、食后腹胀等症状。另外，还可在医生的指导下适当补充消化酶制剂或益生菌，如双歧杆菌四联活菌片、益生菌咀嚼片等，这些都是有助于改善胃动力的。

151. 食养食疗增胃口

日常应注意饮食均衡、饮食多样化。饮食物中的香蕉、酸奶、山楂等，有助于促进肠道蠕动，改善食欲不振。少吃易产气的食物，如豆类、红薯、洋葱等。对于乳糖不耐受的人群而言，牛奶摄入过多容易出现腹胀、腹泻的情况，也应注意。

在膳食的烹饪方面，尽量选择容易消化的烹饪方式，减少油炸。在烹饪的过程中，增加膳食花色，用餐时，漂亮的餐具和摆盘也有助于增加食欲。

有助于改善胃口的食疗方：

①山楂苹果汤　炒山楂 10 g 洗净，苹果 100 g 削皮切小块，二者共同倒入锅中，加入清水 1000 mL，大火煮开后，转小火慢煮 30 min 左右，加入适量蜂蜜调味，饭后食用。本方有助于消食化积、调理脾胃。

②麦神茶　将炒麦芽 5 g、焦神曲 3 g、炒白术 6 g、陈皮 6 g、花茶 3 g 用 300 mL 开水冲泡后饮用，冲饮至味淡。本方能够健脾补气、生津止渴，适用于食欲不振。

152. 适当的穴位按摩助消化

当食欲不振、没胃口时，还可通过顺时针环形按摩腹部、热敷腹部等方法促进胃肠道蠕动，同时配合自我穴位点压、按摩，共同促进食欲。常用穴位如下：

内关穴：手厥阴心包经的穴位之一，位于手掌手腕交界横纹上 2 寸处，掌长肌腱与桡侧腕屈肌腱之间。其功效为和胃止呕，可以缓解胸闷、呕吐、胃痛、食欲不振、脾胃不和等。

中脘穴：治疗脾胃病的常用穴位之一。这个穴位位于腹部，前正中线上，肚脐上 4 寸处。其功效为改善胃胀气、打嗝、食欲不振、胃炎、胃溃疡等。

足三里穴：又称为“长寿穴”，有调理脾胃、养生保健的功效。它位于膝眼下 3 寸处，先站立，张开同侧手掌，虎口围住髌骨上外缘，4 指直指向下，食指按在胫骨上，中指尖所指的位置就是足三里穴。它主治消化不良、便秘，同时可以提高免疫功能，增强抗病能力。

三阴交穴：位于小腿内侧、腓骨后侧，内踝骨上 3 寸之处。其功效为补脾土、促进造血。

梁丘穴：本穴名称意指其功用为约束胃经经水向下排泄。这个穴位位于大腿前面，膝盖偏外侧上方约 2 寸，股直肌和股外侧肌之间。其功效为通调胃气、和中降逆、祛风化湿。

153. 采菊东篱下

养花需要移盆、换盆、松土、施肥、浇水、剪枝等活动，过程中需要养花人不断移动、蹲起等，从而可以达到锻炼身体、消耗热量、增进食欲的目的。受到居住空间的限制，养花种菜的环境条件可能更多为居家环境。更年期抑郁症患者可在庭院或阳台种植花木，照料盆栽，既能美化环境，又能锻炼身体。此外，养花赏花不仅能通过花的色彩和形态愉悦身心，鲜花所散发的不同香气还能让人精神放松，个别的还有一定的辅助康复疾病的效果。如天竺花可镇静安神、促进睡眠，荷花淡淡的香味有助于消暑。

除了养花种草，有条件者还可以于庭前院后置一方田圃，或租赁一小块土地，来栽种蔬菜、瓜果，如果没有条件，也可以利用阳台等一些阳光充足的空地。这样不仅能够调节生活，还可以有一定的食物产出，如种草莓、香菜、紫苏、薄荷等既有一定的观赏性，又能食用的植物，便可以吃自己种的草莓，炒菜时用自己种的香菜调味，泡一杯薄荷茶，制作紫苏包饭等。又如云南的玫瑰鲜花饼、茉莉花炒鸡蛋就是比较有代表性的用鲜花丰富食谱而成的佳肴。看着自己种植的蔬果开花结果，能够帮助更年期抑郁症患者获得某种成就感；将自己种植的蔬果搬到餐桌，也有助于更年期抑郁症患者增加食欲，调节情绪。

154. 规律习练传统健身术促代谢

在中国，传统健身术如太极拳、八段锦、易筋经、五禽戏等，有着广泛的群众基础。传统健身术讲求精气神的和谐统一。在习练过程中，注意调意识以养神；以意领气，调呼吸以练气，以气行推动血运周流全身；以气导形，通过形体筋骨关节的运动，使周身经脉畅通，营养整个机体。最终使形神兼备，百脉流畅，内外相和，脏腑谐调，使机体达到“阴平阳秘”的状态。

现代研究显示，习练传统健身术可以促进血液循环，改善大脑的营养状况，促进脑细胞的代谢；增强心脏的活力及肺脏呼吸功能，改善末梢循环；增加膈肌和腹肌的力量，促进胃肠蠕动；促进和改善体内其他脏器自身的血液循环；提高机体的免疫机能，调节内分泌功能；增强肌肉关节的活力。食欲不佳的更年期抑郁症患者，可以找一种自己容易掌握、能够坚持练习的传统健身术每天习练，有助于改善全身气血运行，增加食欲。

155. 传统健身术习练要因人而异

肥胖人多属痰湿体质，身重懒动，稍劳即疲，畏热怕冷，应选择以练形为主、兼顾练神的运动，如五禽戏、八段锦、易筋经等。形瘦者多属阴虚体质，肝火易亢，情绪急躁，五心烦热，应选择以练意为主的运动，如放松功、内养功、强壮功等。

青年人可以选择运动量较大的练形为主的运动法，有助于保持旺盛的生命力。中年是机体渐衰的时期，应以能协调阴阳、和畅气血、提高脏腑功能而有一定运动量的健身运动法为主，有助于激发潜在机能，延缓衰老。年纪偏大者或者老年人则要注意固护气血，养神敛精，应以运动量较小、怡养精气神的健身方法为主，切忌运动量过大、劳伤筋骨，并注意不要屏息练气，以免损伤心肺。同时，年纪较大的人大多数上实下虚，头重脚轻，步履不稳，锻炼时应注意引导气血下行，强壮肝肾，以逐步调整上下虚实失衡的状态。

对于处于疾病康复期的人群而言，一般静功运动量较小，适宜阴虚者习练；动功运动量较大，适宜阳虚者习练。

156. 因时制宜习练传统健身术

春季阳气升发，运动应在户外进行，有利于人体吐故纳新，振奋阳气。宜选择具有一定运动量的，能够活动筋骨、畅达气血的功法，如五禽戏、易筋经、八段锦、太极拳等。不要进行剧烈运动，以防阳气发泄太过。情绪急躁、肝火易旺的人群，要以轻柔舒缓的功法为主。高血压患者春季容易出现头晕情况，要防止跌倒。

夏季气候炎热，运动应以练气为主，使体内阳气宣发于外，保持体内津液的充盈。应选内养功、六字诀、太极拳、站桩功等。防止运动量过大、出汗过多而消耗人体阴津，避免中暑。时间上应选在晨起凉爽之时，于阴凉处锻炼。注意及时补水。

秋季，阴气渐盛，阳气渐衰，应选择收敛神气、敛阴护阳、益肾固精的功法。秋季宜以静功为主，配合一定的动功。

冬季则以动功为主，运阳气以抗御外界寒气，配合强壮体质类的功法，如内养功、太极拳。

晨起可增强一定的运动量，以运布阳气、滑利关节，以户外锻炼为宜；日中以练息为主；晚餐后不进行大的运动，以吐纳练息、内养调神、固藏精气为主，或可做腹部按摩，健脾和胃，以利消化，为睡眠做准备。不要在大风、大雾、大雪中锻炼；室内锻炼时要注意勤开门窗通风，但不要站在风口练功。

157. 习练传统健身术的注意事项

a. 忌急于求成，应循序渐进，特别是其中有一些属于导引锻炼方法，不是短时间内能够奏效的。如果急于求成，盲目增加运动量，或是强行闭息吞气，过于凝神静思，则容易导致损伤，诱发痼疾。

b. 运动量应适宜，运动量太小则达不到健身作用；太大则超过了机体耐受的限度，容易使身体因过劳而受损。建议保持靶心率（170- 年龄数值）的运动强度，有基础疾病的人群在运动过程中，适当降低强度。

c. 若患急性感染病如感冒等，则应暂停锻炼，疾病愈后再进行锻炼。锻炼过程中如出现心慌、胸闷、头晕等情况，应停止锻炼，休息。必要时及时就医。

d. 锻炼前，要平定情绪，放松精神，排净二便，宽衣松带，先做几节徒手操及筋骨肢体关节的热身活动。切忌在思未静、体未松、肢未动的情况下进入运动状态。锻炼后，依次放松意念和肢体。应以每次锻炼之后机体舒适自然为度，不应出现胸闷、头晕、疲乏、食欲不振、睡眠不安等。

158. 腹部按摩改善便秘

①点揉腹穴　用中指指端点揉中脘穴、下脘穴、天枢穴、气海穴、关元穴各 1 min。要有一定力度。

②摩全腹　将双手搓热，然后双手上下重叠置于腹部，男性左手在下，女性右手在下。用掌心绕脐周按顺时针方向由小到大转摩 36 周，再逆时针方向由大到小转摩 36 周，以局部透热为佳。

③摩小腹　将双手搓热，然后双手上下重叠置于关元穴，男性左手在下，女性右手在下。以关元穴为中心，按照顺时针方向与逆时针方向各摩小腹 36 周。

④推抹任脉　将双手搓热，用一手的大鱼际或全掌从胸骨柄下沿着任脉推抹至中极穴。体型较肥胖者，可将两手重叠并稍施加压力向下推抹，以局部发热为度。

⑤擦少腹　将双手搓热，用双手的小鱼际由两侧的髂前上棘向耻骨联合方向（即小腹部两侧，与腹股沟方向基本一致）快速摩擦，以局部透热为度。时间约 3 min。

按摩腹部可培补元气，调整脏腑功能，增强脾胃运化，调畅腹部气机，增强胃肠蠕动，促进消化吸收，通调二便。经常按摩腹部，对于治疗消化系统、妇科、男科疾病以及减肥均有一定辅助作用。

159. 有助于通便的膳食

更年期抑郁症患者受到多种因素的影响，也可能会出现便秘的情况。合理的膳食结构有利于改善便秘情况。

增加粗纤维膳食，如全谷（粗粮）食物、薯类、绿叶菜，以及苹果、梨等，可以改善肠道蠕动，刺激排便。

适当补充益生菌，如饮用益生菌较为丰富的酸奶等，可改善肠道菌群，有助于改善便秘。

补充充足的水分，有利于软化粪便。

食养食疗方：

①玉竹粥　玉竹 10 g，大米 50 g，冰糖少许。玉竹洗净，加水用砂锅煎汁，去渣后加淘洗过的大米煮粥，最后入冰糖少许，调匀（糖尿病患者或糖耐量异常者不放糖）。每日早晚各食 1 次。适用于阴虚便秘。

②甘薯粥　甘薯 200 g，大米 50 g，冰糖少许。甘薯洗净，连皮切成小块，加水与淘洗过的大米同煮粥，煮熟后调入少许冰糖即可（糖尿病患者或糖耐量异常者不放糖）。随意适量食用。适用于气虚便秘。

③黑芝麻糊　黑芝麻粉 50 g，每日开水调成糊状食用，可酌情调入少量白糖（糖尿病患者或糖耐量异常者不放糖）。每日早晚 1 次，适用于血虚便秘。血脂高者不宜多食。

④肉苁蓉羊肉粥　精羊肉 100 g，大米 80 g，肉苁蓉 10 g，葱白及生姜适量，精盐少许。将精羊肉洗净，焯水后切碎备用。肉苁蓉煎煮去渣取汁备用。将羊肉、淘洗过的大米加入肉苁蓉煎汁中同煮，待煮熟后加入切碎的生姜继续煮 5 min，加入切碎的葱白，调入少许精盐即可。适用于阳虚便秘。

⑤芹菜胡萝卜汁　将芹菜 250 g、胡萝卜 100 g 洗净，榨汁服用，早晚各 1 次。适用于热结便秘。

160. 便秘患者的其他注意事项

a. 养成良好的排便习惯。定时排便，形成排便的“生物钟”；不忍便意；排便专心，不看手机、书报等。

b. 改变久坐的生活方式。久坐的生活方式是导致便秘的一个重要原因。每天坚持适当运动，有利于胃肠道蠕动，有助于排便。

c. 减少压力，调节情绪。压力增大、情志抑郁而导致气机不畅，是引发便秘的因素之一。

d. 一些中成药有助于排便，如四磨汤口服液、麻仁润肠丸等。但需要注意，助力通便的药物不宜久服，往往应中病即止，且建议在医生或药师指导下应用。

161. 更年期抑郁症患者的房事保健

房事，也就是性生活，它不仅是人的生理需求，也是心理需求。更年期抑郁症患者一样有房事需求。正常的房事活动不仅能够提高生活质量，还能增进夫妻感情。个别患者尤其是女患者，由于受到更年期性激素水平下降的影响，可能会出现较为明显的性生活不适的情况。除了去医院就诊，寻求必要的药物和激素治疗外，日常生活中还应注意房事保健，促进健康的房事活动。

（1）注意房事卫生

日常勤洗澡，经常更换内衣。男性、女性都要养成晚上睡前清洗外阴的习惯，男性尤其要注意清洗包皮内垢。行房时应准备一些安全、卫生的清洁用品。行房前和行房后均应以温水清洗外生殖器。

（2）房事要适度

①行房的频率　性生活的次数应该有一定的节制，即所谓的节欲葆精。但是具体多少次合适，却并没有统一的标准和规定。可以根据自身的情况，比如年龄、体质等而灵活掌握，且应当考虑配偶的意愿和实际情况。一般来说，经常在一起生活的青壮年夫妇，每周进行 1 ~ 2 次正常的性生活是不会影响身体健康的。中年人和老年人的肾气逐渐衰退，应当酌情比青壮年减少次数。

②行房适度的标准　一般是以第二天不感到疲劳，觉得身心舒适、精神愉快为原则。

（3）房事禁忌

①不宜饮酒后行房　饮酒后特别是醉酒后行房，损伤肾精、肾气，容易

加速衰老。

②情绪不佳不宜行房　在大怒、大悲、惊恐等不良情绪状态下，不宜行房。

③疲劳状态不宜行房　无论男女，疲劳时均应好好休息，使身体尽快恢复生理平衡，回到正常状态。

④疾病尚未康复时不宜行房　例如感冒、手术后等，元气还没有恢复，非常需要静心休养。如行房事，容易延迟疾病康复，甚至加重原有病情。如果是病情比较重、身体比较虚弱的患者，是需要严格禁止性生活的。疾病发作时不宜进行性生活。

⑤不能勉强行房　古代养生家早就指出“欲不可强”。所谓“强”，就是勉强。行房需要男女双方的相互配合，任何一方都不要勉强。如果勉强行房，不仅会给被动一方造成心理上的障碍，还容易引起疾病。只有在男女双方都精神愉快、体力充沛的状态下，房事才能完美和谐，才能对身心健康有益。

⑥不良的环境不宜行房　行房的环境应没有干扰，安静，温湿度适宜，宜选择室内光线明暗适度、空气流通、面积较小的房间。床品等要保持干净。不良环境，尤其是为了追求刺激而选择的特殊环境，不适宜行房，否则，极容易影响男女双方的情绪，影响行房质量，甚至留下心理阴影。

⑦特殊时间不宜行房　传统医学认为，在自然界某些异常变化的情况下，不宜进行房事活动，例如在日食、月食、雷电暴击、狂风大雨等这些自然环境变化明显的时候，不宜行房，以免加剧自然界剧烈变化对于人体阴阳气血平衡可能造成的影响。

162. 对我们有帮助的盆底肌锻炼

Kegel训练，也叫凯格尔训练、盆底肌训练，能够有效地缓解更年期人群可能出现的尿失禁，改善性生活状态。对于更年期抑郁症伴有尿失禁的患者，或者由于激素水平下降导致性生活障碍者，均有一定帮助。具体操作如下：

a. 确定盆底肌的位置。可以通过在排尿时中途停止排尿的方式来感受盆底肌的位置，主要发力的那块肌肉就是盆底肌。要注意此方法不要经常使用，否则容易影响盆底肌肉的正常功能。

b. 排空尿液，全身放松，并将精力集中在盆底肌。

c. 开始训练。吸气时收紧盆底肌，保持3～5 s，感受耻骨和尾骨之间的盆底肌群收紧和提升，会阴部也会随之紧缩和提升。呼气时用3～5 s放松盆底肌。

d. 重复训练。收紧和放松为1次，每组重复做10次，每天3组。

e. 增量训练。动作熟练后，可以适量增加收缩肌肉的秒数，如以每次10 s为目标，坚持下去，这有利于盆底肌更好地恢复。

f. 放松训练。每次盆底肌训练后，均应做肌肉放松训练，如趴着放松、蛙式放松均可放松盆底肌。

盆底肌训练对于改善更年期部分症状、增进夫妻感情均有一定效果，从而可以直接或间接地帮助抑郁症的康复。

163. 有助于提升房事质量的按摩方法

（1）双掌摩腰法

练习目的：温肾摄精。有助于改善男性遗精、阳痿、早泄，女性虚寒带下、月经不调、性欲低下等。

练习方法：坐位。将两手掌贴于肾俞穴，中指正对命门穴，让意念关注在命门穴位置，双掌从上向下摩擦 40～100 次，使局部有温热感。

（2）疏通任督法

练习目的：温运任督，疏通任督，培补元气，燮理阴阳。久练可以疏通经络、滋阴补肾，调节任督冲带等经脉功能，有助于提升性功能，对前列腺炎、泌尿系统结石、子宫疾患也有一定的改善作用。

练习方法：取半仰卧位。

①点神阙　一手扶小腹，另一手中指点按在神阙穴上，默数 60 个数。然后换手，以同样方法再做一遍。

神阙穴，属任脉，在脐中部，脐中央。

②搓尾闾　一手扶小腹，另一手搓尾闾穴 30～50 次。然后换手，以同样方法再做一遍。

尾闾穴，即长强穴，属督脉，位于尾骨尖与肛门连线的中点。

③揉会阴　一手扶在阴部，另一手手指按在会阴穴上，正反方向各揉按 30～50 次。

会阴穴，属任脉，男性当阴囊根部与肛门连线的中点，女性当大阴唇后联合与肛门连线的中点。

④揉小腹　双手重叠，在小腹部正反方向各揉按 30～50 圈。

（3）壮阳固精法（仅用于中老年男子）

练习目的：壮阳、补肾、固精。久练能延缓衰老，益寿延年。

练习方法：取半仰卧位。

①兜阴囊　以一手扶小腹，另一手将阴囊上下兜动，连续做 60～100 次。然后换手，以同样方法再做一遍。

②拿睾丸　以一手扶小腹，另一手抓拿睾丸，一抓一放为 1 次，连续做 60～100 次。然后换手，以同样方法再做一遍。

③提阳根　一手掌面紧贴丹田，另一手握阴茎和睾丸向上、下、左、右提拉各 30 次。然后换手，以同样方法再做一遍。

④壮神鞭　用两手掌夹持阴茎，逐次加力，来回搓动 100～200 次。

做功时不要憋气，需放松肌肉，意念关注局部，切忌胡思乱想。此功法不适宜未婚青年操练，适宜中老年人。

上述几种功法，既可以单项练习，也可以综合练习。坚持认真练习这些保健功法，能够使肾气旺盛，阴阳协调，精力充沛，从而起到防治疾病、延缓衰老、改善性生活质量的作用。

164. 有助于预防记忆力减退的按摩方法

更年期抑郁症患者可能会不同程度地出现认知功能降低、记忆力减退等情况。长期坚持一些推拿按摩方法，如进行头部保健按摩，可以改善头部血液循环，通一身之阳气，令人神清气爽，精力充沛，有助于健脑益智，预防和改善记忆力减退，对于防治头痛、头晕等头部疾患，以及乌发、防治脱发等也具有一定作用。鸣天鼓还有助于聪耳明目，醒脑强志，强壮元气。

（1）按揉穴位

常用的穴位有百会穴、四神聪穴、前顶穴、囟会穴等。如用手指拇指的指腹先对着百会穴点按约 1 min，然后按揉百会穴 3 min。

百会穴，属督脉，位于头部，前发际正中直上 5 寸。

四神聪穴，经外奇穴，位于头顶百会穴前、后、左、右各旁开 1 寸处，共 4 穴。

前顶穴，属督脉，位于头正中线，入前发际 3.5 寸；或于百会穴前 1.5 寸取穴。

囟会穴，属督脉，位于头部，前发际正中直上 2 寸。

（2）摩顶

双手对掌快速摩擦，令手掌发热为度。用一手的手掌心对着头顶摩顶 3 min。注意：速度不宜过快，不要用力按压，摩顶的时候颈椎要保持正直、放松状态，头不要转动。

（3）叩击头部

用十指指端在头部轻轻地、有节律地叩击，叩击部位既可随意选择，又可按照头部经络循行路线进行。时间约 2 min。

（4）鸣天鼓

又称为“击探天鼓”和“抱耳弹枕”。全身放松，双眼微闭，肘部弯曲，双臂抬起。将两手掌心紧贴两耳，将双手的食指、中指、无名指、小指对称横按在头的枕部，两中指指尖相碰触，拇指自然贴在耳后部。将食指翘起叠放在同侧的中指上，然后食指从中指上用力向下滑动，重重地叩击在枕部。做此动作时，耳内可听见洪亮、清晰、如击鼓一般的声音。先左手叩击左侧枕部 24 次，再右手叩击右侧枕部 24 次，然后两手同时叩击双侧枕部 48 次。叩击力度由轻到重。

165. 弈棋健脑增智抗衰老

琴棋书画是中国古代“四艺”，其中所说的棋主要是指围棋，少数情况下也可以指中国象棋。围棋在古代称为“弈”，意思是“你投一子，我投一子”。弈棋是一种竞技性的娱乐活动。棋的种类繁多，包括围棋、中国象棋、国际象棋、军旗、跳棋、陆战棋等数十种。

①下棋可以修身养性　下棋有修身养性的功能。弈棋变化万千，妙趣横生。两军对垒之时，能让人摒弃杂念、凝神静气、精神专注，意守棋局，把握全局，并随着棋局变化，神情有张有弛，客观上起着寄托精神、调畅情志的作用，对培养人的良好心态和大度处世的风范很有好处。古时善养生者，莫不精于此道，故有“善弈者长寿”之说。

②下棋可以健脑　围棋、中国象棋都是世界智力运动会比赛项目。世界智力运动会由国际智力运动联盟（IMSA）发起，是旨在提高包括桥牌、围棋、国际象棋、国际跳棋、象棋等在内的棋牌类智力运动项目在世界范围内普及率和影响力的国际性体育赛事，第一届世界智力运动会于2008年在北京举行。下棋能锻炼思维、开发智力，是一项有意义的脑力活动。当两军对垒、行兵布阵之时，弈棋双方既进行了智力的角逐，又进入了开动脑筋、活跃思维的状态。经常下棋，能够活跃脑细胞，增加脑部血流量，开发智力潜力，提高人的计算能力、分析能力和默记能力，对于健脑增智、预防大脑衰老有一定帮助。

③以棋会友　弈棋需要双方参与，是一种社会性活动，是社会交往的媒介。以棋会友，扩大了人际交往的范围。棋友之间切磋棋艺，会增进友谊，使人感到心情愉快，满足了人的相属相爱的心理需求。

166. 弈棋注意事项

a. 下棋时间不宜过长。一方面，久坐下棋会使下肢静脉回流不畅，使双下肢出现麻木、疼痛等不适感；另一方面，长时间坐着下棋，固定不变的姿势能够造成肌肉紧张，特别是导致颈肩部僵硬感。因此，应下棋 1 小时就起身活动一下肢体，并极目远眺，缓解视力疲劳。

b. 下棋应当注意情绪调节。比赛有输赢，但弈棋者不能过度在意和较真输赢。弈棋应以探讨技艺、增进友谊、修身养性为目的。

167. 弈棋间隙放松眼睛

（1）按揉眼眶

以双手中指的指腹分别按揉双侧丝竹空穴、瞳子髎穴、四白穴、承泣穴、睛明穴等眼部周围穴位，以出现局部酸胀感为佳，每个穴位按揉 1 min。

丝竹空穴，手少阳三焦经的穴位，位于眉梢凹陷处。

瞳子髎穴，足少阳胆经的穴位，位于面部，目外眦外侧 0.5 寸凹陷中。

四白穴，足阳明胃经的穴位，位于面部，目正视，瞳孔直下，当眶下孔凹陷处。

承泣穴，足阳明胃经的穴位，在面部，目正视，瞳孔直下，当眼球与眶下缘之间。

睛明穴，足太阳膀胱经的穴位，位于目内眦稍上方凹陷处。

（2）刮目

双手握空心拳，按压在上眼眶，虎口张开，大拇指指腹按压在太阳穴处。用双手食指中节的桡侧缘沿着眼眶的上、下缘轻刮。注意：按压上眼眶时不可用力按压眼球，否则会出现视物模糊等症状。

太阳穴，经外奇穴，在颞部，位于眉梢与目外眦之间，向后约 1 横指的凹陷处。

（3）熨目

对掌，快速摩擦双掌令掌心发热。两眼微闭，将两手的劳宫穴覆盖到双侧眼球上热熨双目。如掌心温度降低，可再摩掌再熨目。注意：不要用力按压眼球，以免睁眼后视物模糊。

劳宫穴，手厥阴心包经的穴位。在手掌心，当第 2、3 掌骨之间偏于第

3 掌骨，握拳屈指时中指尖处。

（4）运目

a. 全身放松，两眼微闭。双眼沿着顺时针方向转动 9 次，再沿着逆时针方向转动 9 次。转动眼球的速度不宜过快，应匀速，充分转动。运目后睁开双眼向远处眺望。

b. 先闭目，眼球沿着水平方向先从左向右，再从右向左，各水平滑动 10 次，速度不宜过快，保持匀速；睁眼，双眼球依次看左上角→左下角→右上角→右下角，按此顺序反复 10 次。

c. 极目远眺自然界物体，以绿色者为佳，一般 1 ~ 2 min。

弈棋间隙可以通过眼部按摩来放松眼睛，也可在睡觉前以及白天工作、学习等长时间用眼活动后做，以缓解眼疲劳。一般每用眼 1 小时应进行休息，做眼球的相关活动，以保护视力。

通过按摩眼部及眼球自身的运动，能够促进眼部的血液循环，增强眼部肌肉的力量，保持眼球的灵活性，调节眼球功能，改善眼周的营养状态，缓解眼部疲劳。对于保护视力、纠正近视和远视等眼部疾患均具有一定作用。需注意一些眼部疾病患者如高度近视患者不宜刮目、运目。

168. 浴面减缓颜面部衰老

浴面并不是洗脸，而是一种面部按摩方法。处在更年期的女性会非常在意个人容貌的变化，通过浴面来适当地按摩面部，对于延缓颜面部衰老有一定帮助。

浴面：双手对掌，快速反复摩擦约 30 s，令手掌发热。用搓热的双手由下向上、由中间向外周按摩面部，在按摩到上方外侧的时候，手掌不要过度将皮肤向下搓，以防止面部皮肤下垂。20 ~ 30 次 /min，以面部自觉微热、面色微红为度。在按摩的过程中，如果手掌的温热程度明显降低，可再次摩掌，令其发热后再摩面。一般每次可按摩 3 ~ 5 min。

需要注意的是，面部按摩施力要轻柔。如面部有炎症、外伤、溃疡或其他一些病变时，不要轻易按摩，防止感染扩散，加重病情。为达到更好的按摩效果，建议在实施面部按摩前先洁面。

面部自我按摩是颜面保健美容的重要方法，通过面部按摩可增强皮肤和皮下组织中的血液循环，促进面部皮肤的新陈代谢，有助于消除衰老的上皮细胞，改善皮肤的营养状态，保持面部皮肤的弹性和张力。长时间应用可行气活血，濡养面部肌肤，使面部皮肤润泽，减少皱纹出现，促进已有的皱纹舒展，有预防、延缓颜面皮肤老化的作用。

第九篇

更年期抑郁症患者的自我照顾

169. 保持良好的生活方式

对于任何人、在任何时期，保持一个规律的、良好的生活方式都是非常有益的，对于更年期抑郁症人群来说也是如此。

①保持规律作息　日常尽量让生活有规律，注意劳逸结合。培养规律生活习惯的最好措施是主动安排合理的生活作息，做到每日定时睡眠、定时起床、定时用餐、定时工作学习、定时锻炼身体、定时排大便，以及定期洗澡等。把生活安排得井井有条，可以使人生机勃勃、精神饱满，对人体健康大有益处。更年期和抑郁症都可能导致失眠等问题。应建立良好的睡眠习惯，保证充足的睡眠，但不宜过多卧床休息，还需注意尽量不熬夜。

②坚持适当的体力活动和运动　在身体健康状况较好时应主动承担力所能及的工作和家务劳动，或参加一些有益的文体活动和社会活动如广场舞、传统导引术等。定期适度地进行有氧运动如游泳、打羽毛球、骑自行车等，可以促进释放内啡肽等有助于提升心情和减轻抑郁症状的物质。同时，运动还可以改善睡眠质量和减轻焦虑状态。

③保持健康饮食　日常饮食要均衡、多样化，选择富含营养的食物，如新鲜蔬果、全谷物、瘦肉和豆类。避免过多地摄入咖啡因和酒精类物质，因为这类物质可能加剧抑郁症的症状。同时应注意规律进餐，这有助于维持稳定的血糖和能量水平，从而有助于缓解情绪波动。

④保持和谐的性生活　对于患有更年期抑郁症的人及其配偶来说，保持和谐的性生活都是十分重要的。必要时通过激素治疗来改善更年期对女性造成的生殖系统问题。

总之，通过保持良好的生活方式，您可以更好地应对更年期抑郁症。要记住，每个更年期抑郁症患者的情况都是独特的，因此请根据自己健康和生活的实际情况来调整以上建议。保持积极的心态，相信自己能够战胜抑郁症，您一定会迎来更好的生活。

170. 注意劳逸结合

①劳动强度轻重相宜　在工业劳动方面，由于受工种、工序、场所等的限制，自己任意选择劳动条件的机会较少，但仍要注意劳动强度轻重相宜。在田园劳动方面，应根据体力，量力而行，轻重搭配。业余生活中要注意活动锻炼，不宜久坐久卧，要适当安排体力活动使自己的精力、体力、情志等得到充分恢复和发展。

②脑力劳动要与体力活动相结合　脑力劳动偏重于静，体力活动偏重于动。动以养形，静以养神，脑力劳动与体力活动相结合，则动静兼修，形神共养。脑力劳动者应尤其注意体育锻炼，使机体各部位得到有效的运动，例如从事美化庭院活动，在庭院内种植一些花草树木，并可结合场景吟诗作画，陶冶情趣，有利于身心健康。

③家务劳动秩序化　操持家务是一项繁杂的劳动，包括清扫、洗晒、烹饪、缝补等，虽然繁杂，但如果安排得当，可以杂而不乱，有条不紊，有劳有逸，既锻炼身体，又增添精神享受，缓解疾病带来的不良情绪影响。反之，若家务劳动没有秩序，杂乱无章，则使人形劳神疲，会给自己带来身心负担，加重抑郁病情。

④休息保养多样化　要做到劳逸结合，就要注意多样化的休息方式。休息可分为静式休息和动式休息。静式休息主要是指睡眠，动式休息主要是指人体活动，可根据不同爱好自行选择不同形式，如观看节目、与人交流、钓鱼、下棋等兴趣爱好，都是休息的形式，都能够放松心情，缓解疲劳。日常生活中，应动静结合，寓静于动。选择多样化的休息方式，既达到休息目的，又起到娱乐效果，不仅能消除疲劳，使人体精力充沛，而且能使生活充满乐趣。

171. 学会在旅途中放松自己

旅游是离开居住地去接触和感受大千世界，探索不同自然风光与人文景观的活动。在旅途中，人们可以领略秀丽山川，探访名胜古迹，或参加不同的体育娱乐活动，总归是需要付出一定的体力，才能身临其境，有所收获。因此，旅游不仅可以锻炼身体，增强体魄，而且可以开阔眼界，丰富知识，使人们精神上得到高层次的享受和满足。中医养生学认为，旅游可以调畅气血、锻炼体魄、和悦情志。旅游是一项有益于身心健康的休闲活动，受到了不同年龄、性别、职业、国籍的人们的普遍欢迎。

旅游可以分为生态游、人文游、健身游。生态游，人们可以回归自然，调畅气血；人文游，人们可以开阔眼界，陶冶情操；健身游，人们可以活动筋骨，锻炼体魄。近年来开展的农业旅游也是一项较好的健身活动。游客住农家舍，吃农家饭，参加园艺习作、农园采摘，在充分体验乡野之趣、田园之乐的同时，得到了身体的锻炼。这尤其对于长期居住在城市的人们来说，是一项值得选择的旅游养生项目。

旅游可使人的躯体筋骨关节得到活动，尤其是使足趾得到充分的运动。国内外许多学者研究认为，运动足趾也像运动手指一样，对大脑健康十分有益。甚至有人认为足掌是人体的“第二心脏”。经常远足郊游，加强足掌足趾的刺激，对促进健康、延缓衰老很有好处。

172. 旅游前应做的准备工作

①知识储备　熟悉旅游目的地的相关历史和人文背景，了解景点所在地的风俗和民俗，特别是一些禁忌。增加与旅行地相关的知识储备，有利于增加旅游获益。

②旅行装备　根据旅游地和个人情况准备旅行装备。例如，根据当地季节、天气、是否有水上项目、是否是高海拔地区等，来准备衣物、鞋子、登山杖、游泳镜、雨衣雨伞、便携式氧气袋等物品；容易花粉过敏的人应准备口罩、护目镜等遮挡物品。对于更年期抑郁症患者来说，不主张在外宿营，防止出现健康意外。

③药物　根据个人疾病史和过敏史来准备药物。有基础疾病如高血压、冠心病、糖尿病、哮喘的患者，应准备好日常应用的治疗药物；携带感冒药、退热药、消炎药、抗过敏药、治疗腹泻的药物等，作为旅行的预防用药；携带创可贴、消毒碘伏棉签等。

④选择旅行方式和项目　选择旅行方式和项目的时候，应充分考虑个人健康状况。例如，青藏高原有海拔高、缺氧的特点，对于那些有高血压、冠心病、肺部疾病、脑血管病病史的人来说，应当谨慎选择。

⑤保持通讯畅通　携带好手机、充电器、充电宝等，保证手机账户有充足的话费。

⑥其他　更年期抑郁症患者外出旅游，最好有同伴陪伴；提前了解旅游地医院的电话、地址；随身携带健康卡；随身携带身份证。

173. 旅游过程中要注意哪些问题?

a. 防止在旅游地出现触犯当地风俗禁忌的情况。

b. 不涉险。不参加具有一定风险性的活动，例如攀岩、潜水、高山滑雪、蹦极、冲浪、户外探险等，避免对人造成健康意外；雨季不在河道中行走；大风天气不出海；不随便逗弄野生动物，例如避免在鼠疫流行地逗弄土拨鼠之类的小动物。

c. 外出注意饮食卫生，不吃野生动物，尽量不食用生冷食物；勤洗手；注意选择卫生条件好的餐厅；在卫生条件较差的情况下，建议自备食物；注意饮用洁净水。

d. 跟随旅行团出行，记住导游手机号码和旅游巴士车牌号码，按照规定时间集合；国外旅行要注意结伴而行，保存好护照。

e. 患有骨性关节炎或者腰椎间盘突出症的人，不适宜长时间爬山和行走；患有糖尿病的人，要注意在旅游过程中保护足部，预防糖尿病足；花粉过敏的人，应尽量减少春季出行，减少停留在花丛中的时间；游轮出行或短途出海的人，学会穿救生衣，知道救生衣的位置；感觉身体不适，特别是有基础疾病的人，应适当调整或缩短旅行行程，如有严重不适应及时就医。

174. 主动寻求家人的关怀

更年期抑郁症患者很容易因为一时的情绪激动与家人发生冲突，尤其是与配偶和子女之间，因此需要得到家人的充分理解和体谅。对于更年期抑郁症患者来说，寻求家人的关怀、获得家庭帮助是治疗和调节更年期抑郁症的重要手段。可以选择合适的时间，与家人坐在一起心平气和地进行沟通，或者集体郊游，或者日常聚餐等，让自己和家人可以通过丰富的方式增进沟通和交流，以获得家人的理解、关怀与支持。

175. 做到合理用药

药物治疗是更年期抑郁症的重要治疗手段。患者既需要应用抗抑郁药物，往往又需要激素治疗，但无论哪一种药物治疗，都需要患者有良好的依从性，合理用药，不自行用药或者停药，严格按照医嘱用药。具体用药剂量的调整也应当在医生指导下进行，不自行改变用药剂量。抗抑郁药物往往服药周期长，且如果自行断药，很可能造成抑郁症复发，因此，患者在服药之前，应当充分与医生沟通，了解用药周期等服药注意事项，提高服药的依从性。在服药过程中，还应当按照医生要求，定期复查相关检测指标，保证用药的安全性和有效性。如果服药过程中又患有了其他疾病，需要用药治疗的时候，最好咨询医生或者药师，避免同时用药而出现药物的不良反应。

176. 我总是感到疲惫怎么办？

更年期抑郁症患者经常感觉疲惫，一天到晚都没精神，昏昏沉沉，面对这种情况，我们能采取哪些措施呢？

①规律作息　睡眠不足是人们感到疲惫的原因之一。规律的作息有利于身体和大脑休息，对于缓解疲劳是十分重要的。

②适当运动　缺少运动会使中枢神经系统缺少兴奋感，肌肉也会逐渐变得无力，容易让人感到疲劳。适当运动，特别是规律地进行有氧运动，对于提升心肺功能十分有效。而增加户外运动，呼吸新鲜空气，保证大脑氧气摄入量，有利于大脑放松、改善脑循环，进而有利于减轻疲惫感。

③治疗基础疾病　疲惫感是很多疾病常见的症状，更年期抑郁症患者如果始终感觉自己十分疲惫，还需要排除某些疾病的影响。如肥胖症患者无论是肢体还是心脏等重要脏器的负荷均较重，易感疲劳；睡眠呼吸暂停综合征患者睡眠时反复发生呼吸暂停，夜间血氧偏低，体内缺氧，易导致疲劳；患有心脏疾患如冠心病的人，不仅心脏本身出现问题，也会全身血液循环不畅，从而导致代谢废物在体内堆积，刺激神经末梢，进而产生疲劳感；贫血的患者由于血红蛋白不足，导致机体携氧能力降低，易出现疲劳乏力等。如果通过医学检查发现患者同时存在一些慢性疾病，要积极治疗慢性病，当慢性病改善之后，疲惫感自然得到缓解。

④适当进食有助于缓解疲惫感的食物　帮助缓解疲劳感的食物较多，比如富含蛋白质的食物、富含色胺酸的食物、富含糖分的食物以及富含优质脂肪的食物等，均可发挥解乏抗疲劳的作用。香蕉富含钾，而钾可以帮助人体维持肌肉和神经的正常功能，钾低则容易出现肌肉疲劳无力感；草莓含有丰富的维生素 C，维生素 C 有助于抗疲劳；燕麦片是一种富含纤维的食物，能量释放缓慢而又均衡，有助于人体血糖水平维持相对稳定，因而使人不会很快感到饥饿，并且保持精神的饱满；酸奶或牛奶含钙丰富，有助于缓解肌肉

紧张，可帮助调节人体内分泌功能；红肉含铁质丰富，铁元素与向人体器官和肌肉输送氧气的重要任务息息相关，如果人体内缺乏铁元素，容易导致贫血，使人头晕、乏力；豆制品也含铁质，可以有效地改善疲惫、无力的状况；菠菜中含有女性比较容易缺乏的矿物质镁，镁元素有助于将肌肉中的碳水化合物转化为可利用的能量，如果镁摄入不足，容易使人感到疲乏。

177. 有助于缓解疲惫感的自我按摩方法

（1）腰部按摩

①轻叩命门　两手握空拳，拳眼对准肾俞穴及命门穴，以拳眼处轻叩肾俞穴及命门穴 3 min。注意：叩打时力量不要过大。

②按揉腰眼　两手拇指屈曲，用指间关节突起部位以适当力度按揉肾俞穴、命门穴、腰阳关穴各 1 min。

③擦腰骶　将两手搓热，以两手掌沿着两侧腰骶部的膀胱经第一侧线从上到下摩擦，以局部透热为度。一般摩擦 3 min。摩擦速度宜快。

④擦尾闾　两手搓热，将其中一手手掌置于脊柱正中腰骶部位置，上下快速沿着腰骶部摩擦至尾闾，以局部透热为度。一般摩擦 3 min。摩擦速度宜快。

腰部的按摩主要刺激督脉、膀胱经，具有温补肾阳、强健腰膝、固精止带、舒筋活血的功效。对疲劳乏力、腰部冷痛、遗精、阳痿、带下、腰膝酸软等均有良好的治疗效果，对腰部有良好的日常保健作用。

（2）背部按摩

捶背：一手握空拳，至背后，自上而下沿脊背轻轻捶打至腰骶部，捶打时，身体可稍前倾。连续捶打 5 次。

通过敲击背部，能够促进背部经脉气血运行，帮助背部肌肉放松，可以缓解背部肌肉紧张、酸痛、僵硬，对于防治肩背部疼痛、改善疲劳状态具有一定作用。

第十篇

做个内心强大的人

178. 学会自我接纳

受到更年期激素水平和抑郁症疾病因素的影响，更年期抑郁症患者往往会自我否定。我们在人际关系中，总是希望自己能够被他人所接纳，渴望得到他人对自己正面的回馈，而往往越是在乎，内心越会变得更加敏感，以致后来失去对自我的判断，情绪也会随着外界对自己的看法而波动，这些现象都是因为我们没有学会自我接纳。所以良好的心理建设首先是我们对自己能够有一个正确的认识，并能接纳自身的能力、性格，做到不骄不躁、不卑不亢；其次，也要能够积极正视现实生活中自己所需要承担或面对的一切。从心理学角度来看，自我接纳是个体心理健康的一项重要指标，我们需要接纳真实的自己，才能和自己握手言和。

人们常常在感到焦虑抑郁的时候，把自己封闭起来，产生自我厌恶感，甚至厌世感，这个时候一定要通过不断学习、工作，分散多余的负面情绪，使自己时刻充满能量，分享自己的心境，感受变化，让自己成为更加强大的人。我们每个人适合的方向都不同，要明确自己努力的目标和方向，有规划地把人生的进阶任务分配到每一天中，坚持每天积累，实现量到质的飞跃。你会在这个过程中体验到成就感，也会在这个过程中实现自我接纳。

179. 如何增强自信心？

更年期抑郁症人群容易习惯性负向思维，常常处在悲观、自卑的情绪中。改变现状、提升信心，也是患者康复的一项内容。以下几点可以尝试应用，坚持下去，对于提升自信心十分有帮助。

①积极暗示　在我们准备做一件事情前，先在心里默默给自己一些积极的暗示，比如“我是最棒的”“这没什么大不了的，我能行”“这件事我做得挺不错的”，或者在自己的桌前贴上积极暗示的字条，提醒自己保持积极的心理状态。不要觉得这些积极暗示没有用，当你习惯保持积极乐观的心态去看待周围事情时，不知不觉就会增强心理的力量，潜移默化中提升你的自信心。

②注重仪表　现实生活中，外在的仪表的确能够反映一个人对生活的态度，当你穿着整洁优雅的服饰出门时，别人自然而然会赞美你，这有利于自信心的提高，慢慢地，你整个人的精神风貌也会有所变化。所以自卑的人一定要重视自己的穿着，这里不是指服装的颜色、品牌，而是指穿着得体、整体搭配合理。总而言之，外在的正面反馈能够作用到你内在的状态，给你的情绪带来积极影响。

③正视别人　人们常说“眼睛是心灵的窗户”，眼睛能够透露出一个人的很多信息。在与人交流的过程中，总不能正视对方的眼睛，会给别人唯唯诺诺、不自信，或有事隐瞒、不真诚等感觉。有自卑感的人可以练习正视别人的眼睛，在沟通时能够坚定地和别人对视，对方可以从你的眼神中感到你传达出的真诚、实在，以及胸有成竹、自信满满的心理状态，有助于提升自信心，获得他人的尊重。

④当众发言　不自信的人都比较害怕上台发言，只要是需要当众做的事情，都会被视为洪水猛兽，因为在他们看来，自己不够好，没有能力做好这一切，害怕在别人面前出糗。其实当众发言有很多小技巧，要提前做好准备

工作，反复练习，调整语速节奏；在适当的场合，语言口语化也可以缓解紧张情绪。总之做好准备，鼓起勇气站到台上，你会发现不过如此，多在公开场合经历几次，就能够从容应对了。

⑤加快走路速度　有的人习惯走路慢慢吞吞、软弱无力，这样的行走姿态会让人觉得这个人非常颓废、不自信。但如果你将自己平常走路的步伐加快，会感觉到自己昂首挺胸、抓紧时间的姿态像是一个成功人士，这样能够潜移默化地改变消极自卑的心理状态。

180.如何自我缓解压力?

更年期抑郁症的一个社会环境因素是压力因素。现代社会压力无处不在，令人身心疲惫，对于更年期抑郁症患者而言，学会自己缓解压力对于疾病康复十分重要。以下方法可供参考：

①深呼吸减压法　这是最简单又很有效的减压方法。首先紧闭双唇，全身用力通过鼻子吸气，此时肺部及腹部会随着吸气而鼓起。坚持用力吸气，不管有没有吸进空气，只管吸气再吸气。然后屏气 4 秒，此时身体会感到紧张，接着微微张开嘴，利用 8 秒的时间将气体从口中缓缓吐出。吐气时宜慢且长，持续性吐气。做几次之后，会有一种身心的畅快感。

②大笑减压法　大笑是一种很好的健身运动。每大笑一次，从面部到腹部约有 80 块肌肉参与运动。大笑对于心脏的血液循环和肺功能都有锻炼作用，相当于划 10 min 船的运动效果。努力发现生活中有趣的事情，看喜剧电影、相声小品、与朋友谈天说地等等，让自己经常大笑，可以缓解压力。大笑减压还包括笑对生活和工作中的不如意，一个爱笑的人，能化解不少挫折。

③阅读书报　阅读可以使一个人在潜移默化中逐渐变得心胸开阔，气量豁达，不惧压力。安静地阅读能够使我们获取知识，冷静头脑，在书中获得启示与灵感，让自己身心获得释然。

④音乐减压法　喜欢的音乐能够给人带来好的状态，抚慰受伤的心灵，帮助释放心中的不良情绪，使焦躁不安的内心重回平静。

⑤丰富的膳食　丰富的膳食是减缓压力的重要手段，热爱美食的人往往更热爱生活。生活中，很多遇到压力的人会选择去食用美食，以此来改善心情，效果必然是有的。虽然美食可以愉悦心情，但是也要注意合理膳食，避免过饱或过食辛辣刺激食物，防止给胃肠道增加压力。总而言之，健康合理的饮食，才是缓解压力的正确做法。

⑥良好的睡眠　保证充足的睡眠是改善情绪、缓解压力的重要保障。

⑦寻求社会支持　感觉压力很大的时候，也可以积极寻求社会支持。这种帮助可以来自亲戚长辈，也可以来自上级领导、同事同学，建立起属于自己的社交圈，利用社会支持系统，帮助自己适应工作环境、生活环境等，从而减少压力。

181.有利于缓解压力的自我肢体按摩

（1）上肢

①揉拿上肢　以拇指和其余四指分别揉拿对侧上肢的内侧、前侧和外侧，从上向下，循上肢经脉循行路线揉拿效果更佳。使用的力量应柔和，速度应均匀，不能过度用力拿捏，避免出现不适感。每侧上肢揉拿 5 遍。

②擦上肢　用手掌摩擦对侧上肢，按照外侧、前侧、内侧、后侧的顺序，从上到下反复摩擦，令局部皮肤微红、发热为度。每个部位按摩约 3 min。

③叩上肢　先用左手握空拳，叩击右上肢，按照外侧、前侧、内侧、后侧的顺序，由上到下叩击。再用右手叩击左侧上肢。每侧上肢叩击 3 遍。

④揉穴位　先以左手拇指或食指、中指指端依次点揉右上肢肩井穴、肩髃穴、曲池穴、手三里穴、内关穴、外关穴、合谷穴、劳宫穴等穴位。再用右手点揉左上肢的相应穴位。每个穴位点揉 1 min。

肩井穴，足少阳胆经上的穴位，在肩上，前直对乳中，当大椎穴与肩峰端连线的中点上。

肩髃穴，手阳明大肠经的穴位，在三角肌区，肩峰外侧缘前端与肱骨大结节两骨之间的凹陷中。

曲池穴，手阳明大肠经的穴位，在肘横纹外侧端，屈肘，当尺泽与肱骨外上髁连线中点。

手三里穴，手阳明大肠经的穴位，在前臂背面桡侧，当阳溪与曲池连线上，肘横纹下 2 寸。

⑤理五指　以拇指、食指、中指揉捻对侧手指，从近端向远端揉捻，先揉捻手指两侧，再揉捻背侧和掌侧。每手指揉捻 3～5 遍后，拔伸五指 3 遍。

⑥运肩　全身放松，两手叉腰，两侧肩关节先一耸一沉活动 20 次，然后向前旋肩 10 次，再向后旋肩 10 次。可站立进行，也可坐位进行。

⑦摇腕　双手十指交叉互握，做腕关节环旋摇动 3 min。旋转要充分。

⑧叩按劳宫　双手握拳，中指对着劳宫穴，双拳一握一松，使中指对劳宫穴进行点按。不拘时、不限次数，一般可每次进行 3 min。

按摩上肢可促进上肢及手部末梢血液循环，改善上肢肌肉、韧带及关节囊的血液供应，增强上肢肌肉力量和关节灵活性。且手三阴经、手三阳经循行经过上肢，通过推拿按摩，可以促进经脉气血运行，对于调节脏腑功能、改善经脉循行部位疾患均有一定作用。此外，可放松上肢肌肉。

（2）下肢

①揉拿下肢　患者坐位，下肢自然弯曲。用揉法按揉下肢的前侧，用拿法拿下肢的后侧。力量应柔和，速度应均匀，每侧下肢揉拿 3 遍。

②搓下肢　患者坐位，俯身，用两手抱住一侧大腿根部，向足踝方向实施搓法，速度宜快。每侧下肢做 3 遍。

③擦下肢　患者坐位，下肢自然弯曲。两手搓热，抱住一侧大腿，同时擦外侧、内侧、前侧、后侧，并擦足背，上下反复摩擦，以局部皮肤微红、发热为度。每侧下肢擦 3 遍。做此下肢按摩时可分节段进行，不必每次都从大腿根部进行到足，但不要忽视了节段间衔接部位的按摩。

④叩下肢　用两手手掌的尺侧轻轻叩击双侧下肢的外侧、前侧、内侧、后侧。每侧下肢叩击 3 遍。

⑤揉穴位　以两手拇指或食指、中指二指点揉下肢双侧风市穴、伏兔穴、血海穴、阳陵泉穴、内外膝眼穴、足三里穴、三阴交穴、太溪穴、昆仑穴。每穴大约 1 min。

风市穴，足少阳胆经的穴位，直立垂手时，中指指尖所指的位置。

伏兔穴，足阳明胃经的穴位，在大腿前面，当髂前上棘与髌底外侧端的连线上，髌底上 6 寸。

血海穴，足太阴脾经的穴位，位于股前区，髌底内侧端上 2 寸，股内侧肌隆起处。

阳陵泉穴，足少阳胆经的穴位，小腿外侧，腓骨头前下方凹陷处。

内外膝眼穴，经外奇穴，位于膝关节伸侧面，髌韧带两侧之凹陷中，左右计 4 穴。

昆仑穴，足太阳膀胱经的穴位，在足部外踝后方，当外踝尖与跟腱之间的凹陷处。

⑥摩髌骨　将两手掌搓热，分别按压在两侧髌骨上，先顺时针后逆时针方向按摩髌骨，每个方向按摩 50 次，以局部产生温热感为佳。

⑦擦涌泉　双手搓热，用手掌推擦一侧涌泉穴，以局部温热为度。然后进行另一侧的推擦。于每晚温水泡脚后按摩，效果更佳。摩擦的同时也可配合涌泉穴的点压。

⑧捻足趾　用拇指、食指和中指揉捻足趾，从近端向远端揉捻，先揉捻足趾两侧，再揉捻足趾背侧和掌侧。每个足趾揉捻 3～5 遍，揉捻结束后拔伸足趾 3 遍。

下肢是足三阳经和足三阴经循行的地方，推拿按摩下肢可以改善下肢经脉气血运行，调节脏腑功能；能够促进下肢血液循环，促进静脉回流，预防下肢静脉血栓形成；能够增强下肢肌肉的力量，使髋、膝、踝关节强健有力，改善关节活动范围，避免关节僵硬，使人步履灵活、矫健，对于骨性关节炎、风湿、下肢肌肉萎缩、中风偏瘫等均有一定治疗作用。

182. 我对任何事情都没有兴趣怎么办?

如果你对任何事情都提不起兴趣，可以尝试走出自己的舒适圈，制定一个计划并不断挑战自己。要给自己找到动力之源，具体可以从以下几个方面来实施：

①制定行动计划　把自己每天要做或者想做的事写在本子上，按照时间顺序排列好，每做完一件事，就在后面打上一个勾。坚持一段时间，在每件事情后面写下你做这件事情的感受和下一步计划，日积月累，你就会发现坚持的意义与收获。当然计划也要根据自身的身体状况或者工作时间等来制定，可以每周做 3～5 个计划，或者每月做 1 个计划，只要坚定信念不动摇，勇敢迈出第一步，就一定会有成果。

②走出舒适圈，不断挑战自己　只有不断地挑战自己，才会知道自己原来有那么强大的能量，并从挑战中找到乐趣。挑战自己会让我们有很多收获，慢慢地我们也会在挑战的过程中找到自己感兴趣的事。

③找到做这件事的乐趣　当我们坚持做一件事时，如果用心体会、感受，找到其乐趣所在，就会感到开心，就愿意做下去。比如，和朋友们一起登高爬山，乐趣可以是发现山顶处别样美丽的风景，我们可以用相机将风景拍摄下来分享给其他人，获得赞美和惊叹，而这样愉快的经历也使我们以后更愿意继续这类运动。

第十一篇

面对更年期抑郁症，家人应该怎么办？

183. 怎样判断家人是否有更年期抑郁症倾向？

当家人处在更年期这一阶段（女性多在45～55岁，男性多在55～60岁），需要我们格外重视他们的身体健康状况，帮助他们平稳度过更年期这一人生的特殊时期，同时对于更年期抑郁症这类疾病要做到早期发现，防患于未然。那么，怎样尽早发现家人的异常情况呢？

从外观来看，更年期抑郁状态的患者常见面色憔悴、蜡黄，有明显黑眼圈，双目无神，头发变白，容易脱发等。日常生活中原有的正常生理功能都出现不同程度的变化，如出现食欲下降、性欲减退、汗液及唾液等体液分泌减少、睡眠时间减少、睡眠质量下降等一系列机能减退的表现。情绪方面，我们会发现，家人容易情绪低落、精神不振、对外界事物提不起兴趣，包括对原有的兴趣爱好也失去了兴趣。他们经常表现得焦虑不安，容易悲观、恐惧，精神心理似乎被负面情绪充满。

如果我们没有及时发现这些症状，或者虽然发现了却没有及时地积极干预，处于这种更年期抑郁状态的家人的病情就可能进一步恶化，发展成为更年期抑郁症，严重者可能会难以自控，甚至出现自残、轻生的行为。因此，如果发现家人在更年期出现这些异常行为，一定要多加重视，帮助他们正确认识更年期及更年期抑郁症，必要时需请专业的医生进行治疗或心理指导，以免病情向严重方向发展。

184.正确看待亲人患病这个问题

更年期抑郁症是首次发生于更年期或在更年期复发的抑郁症，既有抑郁症的表现，又往往伴随更年期综合征的各种表现。作为患者的家人，要正确看待亲人患病这个问题。

①应当对更年期抑郁症抱有理性认识　无论男性还是女性，更年期是每个人人生的必经阶段，是一个正常的人生过程，不要妖魔化更年期，不要认为处在更年期的人是矫情、无理取闹。由于体内激素变化，处在更年期的人会出现一系列的症状，出现一些情绪上的波动，这是身体一种“过渡变化的状态”，这些消极的心态及行为并非自己本意，很多时候自己也控制不了。而更年期抑郁症的患者，不仅有更年期的种种表现，更是承受抑郁症带来的无限痛苦，严重者甚至有自杀情况发生。因此，如果我们的亲人患上了更年期抑郁症，我们更应该在情感上和行动上全心全意地呵护和陪伴这个极为脆弱的群体。家人的不予理解，甚至恶言相向，都会使患者症状加重，甚至产生不可挽回的影响。

②不与患者争吵和辩论　更年期抑郁症患者比常人更需要一个宣泄、排解情绪的出口，这时候他们往往通过倾诉、哭诉或写作等方式，将不良情绪发散出来。在现实生活中这可能表现为说话絮絮叨叨，针对同一个问题反复表达和强调个人意见，希望家人能够支持她/他的观点并遵照执行，稍有不如意就可能情绪激动甚至哭闹。这个时候不应与患者发生辩论或争吵，应心平气和地沟通，让患者感受到家人的关爱。

③给予充分的陪伴　家人的陪伴和支持是帮助更年期抑郁症患者康复的重要一环。在日常生活中，要多多关心、鼓励他们，营造积极向上的、健康的生活氛围，尽量减少刺激与责难。陪伴的形式多种多样，如一起进行文体活动、烹饪、就餐、购物、学习等，让患者感受到她/他不是一个人，有人在关心她/他。如果患者病情有复发情况，要抱着极大的耐心给予患者关爱

和陪伴，不要抱怨“为什么还不好”，以防加重患者心理负担。

④为患者就医用药提供帮助　鼓励患者就医、进行心理咨询，如果患者很抗拒就医及接受心理咨询，家人不要强迫他们，还是以多陪伴为主，给予他们足够的尊重，在患者情绪稍平和的时候，以商量的口吻询问其是否要去看医生，而且询问的次数不要过于频繁。如果已经就诊用药，由于更年期抑郁症往往用药时间较长，用药不当甚至会有反复，要叮嘱患者按医嘱服药，同时也要监督患者是否有过量服药、漏服药等问题。

⑤加强学习　对于更年期抑郁症的知识掌握得越多，帮助到患者的可能越大。因此，家人应不断加强学习，随着对于更年期抑郁症知识掌握的不断加深，更好地帮助患者早日康复。

185. 如何鼓励他 / 她寻求帮助？

作为更年期抑郁症患者的家人，当我们发现患者各方面不对劲，有抑郁倾向的时候，要积极鼓励患者就医，并鼓励患者主动向周围人寻求帮助。那么，我们应该怎样做呢？

①消除患者的病耻感　现实生活中，很多抑郁症患者觉得自己得的是一种丢人的病，在旁人看起来矫情、“小心眼”的人才会得，有一种患抑郁症即是耻辱的感觉，羞于对外人诉说，甚至抗拒去医院正常就诊。面对患者的这种心态，家人应努力帮助其纠正病耻感，告知患者生病是一件很正常的事情，很多人都有这样或那样的健康问题，更年期抑郁症是身体健康出现了实质性的问题，它就像高血压、糖尿病、冠心病等很多常见慢性病一样，是一种疾病而已，不是什么羞耻的事情。遵循科学的治疗方案，积极配合治疗，是完全可以战胜抑郁症的。

②消除患者对于抑郁症的恐惧　患者受到疾病以及个人认知的影响，可能不愿意向亲人求助，但又接触到一些关于抑郁症的极端案例，使自己深陷恐惧。面对患者，家人应当正确认识疾病，积极主动地和患者沟通，告知患者抑郁症是由于体内某些神经递质或激素水平不平衡造成的，只要通过一些外界手段，将这些缺失的因子补足，就能缓解病情。即便控制病情需要很长时间也不要紧，好多慢性病都是终生服药的（诸如高血压、糖尿病等），只要用药合理、规范，都能够使疾病得到控制或治愈，完全可以做到不影响患者的生存质量，这样，从根源上消除他们对疾病的恐惧。

③介绍正面、积极、真实的案例　更年期抑郁症患者往往都存在负面思维，将自己陷入泥潭之中。在陪伴患者和交流的过程中，可以多给他们介绍正面、积极、真实的案例。例如某某抑郁症患者，先前的情况是如何严重，但经过医生、家属、患者、其他社会支持的多重努力，终于完全战胜了抑郁症，重拾信心与微笑。必要的时候，也可以共同与其他病情稳定、恢复情

况较好的抑郁症患者多交流，吸取他人的经验，也能去主动规避一些不利因素。此外，患者通过讲述自己积极治疗的经历，会给他人正向的支持，抑郁症患者往往存在一定程度的自我贬低、怯懦自卑等心理，如果得知自己的实际行动能够对他人起到好的作用，会帮助他们建立良好的生活信心，增强与疾病抗争的勇气。

④明确告知患者家人愿意提供帮助　患者害怕别人用异样的眼光看待他们，不愿意主动寻求帮助。这时候，作为家人，我们可以明确告知患者，家人愿意给他们提供一切力所能及的帮助，家人是他们最大的后盾，让他们感受到家人的关怀和支持。帮助他们放下心理负担，鼓励他们主动谈及自己的病情和需求，并及时针对他们的需求给予积极回应和帮助，如陪伴、陪诊、倾听等等。

186. 学做一个合格的倾听者

“倾听”对抑郁症患者来说，是一种极为重要的治疗方式。作为更年期抑郁症患者的家人，首先要学会倾听和理解。抑郁症患者常常感到孤独、无助和绝望。家庭成员应倾听患者的感受，理解他们的痛苦，并表达出对他们的情感支持。

为了成为一个合格的倾听者，我们首先要加强对于更年期综合征及更年期抑郁症的学习，理解更年期是每个人的必经阶段，由于体内激素变化，会出现一系列的症状，在这个时候，如果出现一些情绪上的波动、抑郁等表现，是身体一种“过渡变化的状态”，这些消极的心态及行为并非自己本意。而发展成为更年期抑郁症，这已经是一种疾病状态，更需要我们的关心、爱护和帮助。

好的倾听者要学会找好和更年期抑郁症患者交流的时机。如果他们现在不想说话，我们可以选择“无声陪伴”，或是陪他们一起读书、看电视、游戏等，用切身行动默默支持他们，不要勉强沟通。如果感觉时机成熟，我们可以选择询问“我做点什么能让你稍微舒服一些？”“你觉得刚才看的这部电影怎么样？”，合理地引导话题，让他们有倾诉的契机。也可以对他们的一些话题随时进行附和，让他们有继续倾诉下去的欲望，而不是让他们唱独角戏，产生“你在勉强敷衍我”的想法。

由于抑郁症患者常表现出对自己的信心不足感、对现实的无能感、对未来不确定因素的恐慌感等，需要我们在倾听和沟通的过程中正向引导，帮助患者正确地认识自己，发掘患者身上的优点，鼓励患者，增加患者的信心。在倾听的过程中，我们可以适当地询问，但不要过度讲道理，更不要散发负面情绪，避免负面内容让患者陷入新的“负能量圈”中，再度无法自拔。在倾听时，如果他们说了一些阴暗、具有攻击性的话语，也不要着急否定，先顺着他们的意思往下说，等他们的情绪稍微平复后，再迂回地劝解。

如果患者是处在抑郁症的不同时期，我们更要注重相应的沟通技巧。例如，患者正处在病情发作期，对外界抵触很严重，他们的情绪会格外敏感激动，有时候会表现为像小孩子一样无理取闹，无论我们说什么都是错的。这时候需要我们清醒地认识到他们是患者，不能把他们当作常人看待，此时的他们是控制不了自己的理智和情绪的。此时就不需要说教，少发表言论，保持耐心，让他们把情绪宣泄出来，不要轻易打断他们，让他们有足够的时间和空间来表达自己的感受。此时，还需要避免受对方情绪的过分影响，做出一些不切实际的承诺，例如“我时刻都在”“有任何困难都可以找我”。患者在这时候，就好像一个绝望的溺水者，他们只顾自己能不能获救上岸，顾不了旁人的感受，如果我们做不到能够完全满足他们的愿望，就不要轻易答应，以免使他们有更大的心理落差。

同样的一句话，可能患者在发作期不会接受，但等他们经过合理的治疗，病情缓解后，是能够接受的。这种时候，我们就可以尝试与患者“共情”，了解他们曾经遭遇过何种创伤，有什么心结，表达“我可以接纳你”“你在我这里，不用害怕”。我们要做到保持自己充足的定力，在安慰他们的同时不被负面情绪带偏，能够给予正向的反馈。

187. 日常生活中我们能够给患者提供的帮助

抑郁症患者的心理往往比较脆弱，容易放大生活中的困难，过分执着于一些细枝末节，容易钻牛角尖儿。那么，在日常生活中，我们应从哪些方面入手，为他们提供力所能及的帮助呢？

①监督患者按时服药　药物治疗是更年期抑郁症的重要治疗方法。无论是改善更年期症状的激素治疗，还是针对抑郁症的药物治疗，抑或中药治疗，都需要遵医嘱执行。尤其是抗抑郁的药物，服药时间相对较长，擅自停药或减药量，都可能造成病情反复。作为患者家人，要监督患者用药，避免出现自行停药、减量、漏服、过量服药等情况。

②协助患者制定合理规范的作息时间表　合理、规律的作息对于任何人来讲都是十分重要的。对于更年期抑郁症患者来说，规律的作息有助于改善失眠、抑郁等情况。作为患者家人，可以和患者一起，结合他们的工作、学习情况和个人习惯，建立合理、规律的作息时间表，将每天起床、吃饭、工作、文体活动、睡觉等时间安排好，并监督其遵照执行。通过执行作息时间表，帮助患者建立个人生活规律，特别是睡眠规律。执行作息时间表，也有助于帮助患者减少内心纠结，使生活相对简单化。当然，如果患者某一天没有按照作息时间表执行，也开导其不要过度纠结、悔恨，可以帮助其分析原因，努力在未来的日子里做到就好。

③帮助患者均衡营养，合理膳食　在饮食上，日常尽可能做一些患者喜欢吃的食物，注意均衡营养、合理膳食，同时通过变化烹饪方式、增加饭菜花色等方法，促进患者提高食欲，帮助患者改善食欲差等症状。一些食物中含有丰富的酪氨酸、色氨酸、维生素 B、叶酸等，能够提高人体的兴奋度，对抑郁症状有一定的改善作用，例如坚果、西红柿、猕猴桃、小米、香菇等。如果患者消瘦明显，必要的时候与患者一起去营养科就诊，让医生在膳食方面给予进一步建议，并帮助患者遵照执行。

④帮助患者移情易性　抑郁症患者往往需要“情志上的转移”“移情易性”来拯救自己。作为照顾者，我们可以适当发掘一些他们的爱好，如参加体育运动、饲养小动物、种花养草等，通过多种方式，使他们能够开心，面带笑容。鼓励他们做一些力所能及的事情，从单一、封闭的生活状态中解放出来，才能摆脱糟糕的情绪。同时，通过鼓励他们完成擅长的事情，帮助他们发现自身的优点，使他们的生活态度更加积极向上。

⑤帮助患者树立信心　抑郁症患者往往缺乏自信，我们可以选择借助一些他们从前意气风发、取得成就或胜利的记录照片，来增强他们的信心，表明“你曾经战胜过困难，现在也可以战胜困难”。同时帮助患者分析工作和生活中的压力来源，寻求减轻压力的途径。认同他们在生活和工作中的良好表现，通过一些正性强化的方式来改变患者的自卑心理，通过日记、影像、照片等记录并表扬他们每一点点微小的进步与成就，通过不断正向反馈，帮助患者树立信心，增加自我认同。

188. 与更年期抑郁症患者相处时应注意哪些事情？

抑郁症患者的心思，往往是“九转十八弯”，比常人要敏感、脆弱许多。在与他们相处时，诚意、耐心、责任心、同理心缺一不可。作为家属、朋友或是照顾者，我们在与抑郁症患者相处时，要注意哪些事情呢？

①尊重与平等　更年期抑郁症患者本身就容易有自卑感、病耻感，我们在与他们交流和相处的时候，要懂得尊重患者，特别是尊重抑郁症患者的隐私。考虑到他们的精神状态、能力和精力，分析判断他们能自主决定和做哪些事情，哪些事情必须通过他人帮助才能完成，对他们的期望要切合实际。在相处中，我们既不要给他们过分的压力，也不要“过分热情”，不要让他们觉得自己很特殊，需要旁人寸步不离地照顾，没有任何私人空间可言。不以我们是健康人自居，不对患者产生怜悯、施舍之心，要平等地看待患者，尊重患者。

②不轻易评价患者　不给患者妄下定义，不轻易评价患者行为的对错。很多抑郁症患者并不能正常完成日常的学业、工作，甚至不能正常完成一些看似很简单的生活行为，这时候需要我们去积极分辨，他们究竟是因懒惰而逃避，还是真正觉得需要克服心理障碍。如果患者对照顾者表现出过强的依赖感，心理上也会出现一些推卸责任的表现，甚至表现为对你的一言一行都十分在意，“鸡蛋里挑骨头”。这时候，我们不要对他们的所作所为轻易进行评价，也不要随意地开人身玩笑，避免他们胡思乱想。也不要草率地对他们的一些消极举动进行批评，诸如写一些伤感的文字、沉迷于电子游戏等，因为他们很可能是通过这些行为来“自救”“发泄”，使抑郁的情绪找到一个合理的宣泄出口。

③注意沟通技巧　照顾者也要积极主动学习沟通技巧，不要总是无谓地重复“你要想开些”“生活不易，你不容易我们也一样啊”，这些话说多了，只会增加抑郁症患者的无助感，不利于康复。可以尝试一些谈话技巧，比如

“你在担心什么，可以和我讲吗？”“不必担心我怎么想，把你最真实的想法讲出来就好。”“我们是一家人，你对我们非常重要。”“你一定能行的，今天你非常棒！”切记不要把一些我们认为绝对正确的观念强加给对方，而要尽量转化为引导、鼓励等稍微温和的方式，也不要轻易否认他们的所作所为。如果他们哪里没有做好，也不要过分直白粗暴地提出来，而是通过类似于“你已经做得很好了，我们为你感到高兴。但是下回，我们能不能再注意一下某个方面呢？”的方式提出。帮助抑郁症患者克服自卑、自贬的情绪，照顾者的鼓励是十分重要的，良好的话术能够帮助他们重建自信，找回自我。

④多听胜于多说　很多抑郁症患者的困惑都是“找不到能理解我的人”，但实际上往往是“找不到能够听我好好说话，让我感觉有倾诉欲望的人”，他们的心理防线更加脆弱，有倾诉的需求，需要被人强烈地认同。因此，面对更年期抑郁症患者，多听胜于多说，要学会做一个理想的倾听者。但对于他们发出的求助信号，要有能力及时识别，帮助他们解决心理问题。

189.如何照顾好自己和其他家人？

据有关的研究显示，需要照看抑郁症患者的家属普遍存在一些问题，诸如经济、情感、社交、生活质量的维持问题，不良的心理状况等等。而照料抑郁症患者是一个长期的过程，如何在照看好抑郁症患者的同时，也兼顾自己与其他家人呢？

①家庭成员需要分担照料工作　更年期抑郁症患者的家庭成员彼此之间要互相配合，分担照料工作，合力照顾患者，以减轻个体负担。这样能够让照料者轮流放松休息，分担压力。需要注意的是，照料者对待患者的观念和行为要保持相对一致。

②学会寻求社会帮助　精神类疾病的患者及家属，往往具有很强烈的“病耻感”，不愿让无关的人知道病情，也不会主动寻求社会层面的支持。当自己及其他家人在照料患者这件事情上已经精疲力竭，或者他们自己也出现了一些不适症状如睡眠障碍、食欲不振、情绪焦躁易怒等，这时应当积极寻求社会支持，如向工作单位、专业医护人员等求助。随着社会支持的介入，他们的照护负担往往能够得到减轻。

③强大内心，避免个人情绪受到干扰　抑郁症患者的悲观情绪、负面思维，难免会影响波及他人。家人长期的陪伴治疗，对家人的心理素质也是一种很大的考验。如果在长期陪伴患者的过程中，家人也出现了焦虑、抑郁的症状，尤其是对于有自杀倾向或行为的患者，家人对他们的一举一动都高度紧张，这也会让抑郁症患者的思想负担更重，甚至出现“我拖累了这个家”的想法。因此，作为患者的家人，为了能够更好地照顾患者，必须强大自己的内心，坚定正念思维，在精神情绪方面减少受到患者情绪的影响。同时，可以带领患者多进行一些社交活动、公益活动或进行体育锻炼，通过人与人之间的交往，来从人群中获得力量。如果家人有一定的兴趣爱好，比如种花、养鸟、书画、弈棋等，都可以作为排解个人不良情绪的手段，转移注意

力，这正是情志治疗中的“移情易性”。如果家人已经受到患者情绪的影响，导致个人产生了非常明显的不良情绪，必要的时候可与患者一起寻求心理咨询帮助。

190. 如何发现患者的自杀倾向？

极端的更年期抑郁症患者可能存在自杀倾向，作为照顾者，我们要格外重视患者的日常行为，必要时可做笔记记录，一旦发现有危险的征兆（诸如自残、有轻生的念头等），做到第一时间进行干预，将损害降到最低。那么，作为家人，如何早期发现患者的自杀倾向呢？

①患者有慢性病史或其家庭成员有自杀史　从疾病的角度看，更年期抑郁症患者如果同时有其他具有明显不适症状（如慢性疼痛、长期失眠等）的慢性病、慢性酒瘾或药瘾，自杀的风险较高。家庭成员有自杀史者，可能会因为遗传因素，自杀的风险更高，这可能和体内的某些物质的分泌异常有关。

②患者关注“自杀”相关内容　患者经常在网上搜索“自杀”方面的内容，阅读与自杀相关的文字资料，或是在网络上加入一些“自杀小组”、讨论自杀细节的群聊等。此外，如果家人发现在与患者的日常交谈中，对方会不经意地问道“你怎么看待自杀的人”“如果我死了你该怎么办”等，我们就应该高度警惕患者是否有自杀倾向。

③患者言语、文字表现出厌世　患者的日常言语、社交媒体（微博、微信朋友圈、网络留言等）常表达对于世界、人和事的悲观失望，如“我不知道活着的意义在哪里”“如果我离开了，这个世界会不会有人记得我”，表达自己对生活失去了信心。家人甚至在无意间还可能发现了患者写的遗书，或者在个人社交媒体上发现患者的“遗言”。

④患者近期热衷于整理物品或将物品赠予他人　患者不断整理个人物品，并且把个人物品尤其是自己平时珍爱的藏品、书籍甚至钱财转赠他人，或是有条不紊地安排好个人物品的处理方式。这种情况并不少见，想要轻生的人群往往会将自己的后事妥善地安排好。

⑤患者有自残行为　患者如果无法排解个人情绪，对于各种治疗措施都

感到失望，在日常生活中，可能会有自残的行为，通过自我伤害的方式来排解情绪。如果已经有自残行为出现，下一步很可能会发展成自杀行为。

⑥患者在与外界交流方面表现异常　患者抗拒与外界接触，避免与人交流。在与外界有限的交流中，患者可能会透露出告别之意，以及对往事的回忆和向往。也有可能会不经意地提及自己设想的自杀时间地点。

⑦患者采购异常物品或去荒僻之处“踩点儿”　患者可能为自杀事先准备，如网购自杀工具如安眠药、炭盆、绳索等。也可能亲自去为自杀踩点儿，一般都是独自行动，前往的地方往往较为偏僻。

⑧患者近期经历了明显的应激事件　患者如果近期经历了重大应激事件，如亲人去世、失业、离婚等，要警惕应激事件给患者带来的精神心理的冲击，警惕自残、自杀情况的发生。

发现以上种种情况，家人应该密切观察患者，并及时给患者进行心理疏导，必要时求助专业人士。

191. 患者为什么会产生自杀的念头？

病情严重的抑郁症患者可能会产生自杀念头，并且这种自杀的念头常常反复出现。产生自杀念头是抑郁症患者最危险的症状。据统计，抑郁症患者在我国自杀和自杀未遂人群中所占比重超过半数。导致患者产生自杀念头的原因主要有以下几方面：

①过于悲观绝望　受到疾病的影响，患者愉快感、兴趣感和情感体验消失，感受不到生活的乐趣和生命的意义，患者眼中的世界是灰暗的，对未来悲观，看不到希望，觉得活着没有意思，陷入内心的极度苦闷而产生绝望感，引发出自杀的念头。

②自卑、自责、自罪感　抑郁症患者有强烈的自卑感、自责感，常把不好的事情都归结为自己的过错，认为自己不配成功、不配拥有美好，一切都是自己“罪有应得”，活着只是给别人增添麻烦和负担，拖累了家人，因此希望通过结束自己的生命从而让自己也让家人早日解脱。

③难以忍受痛苦　由于抑郁症患者长期经受着精神和躯体上的痛苦，且有部分患者虽然经过治疗，但效果有限，这可能使其从心理上进一步加重原有的痛苦。患者感觉度日如年、生不如死，难以忍受，故而想借自杀斩断痛苦，使自己得到解脱。

192. 警惕微笑型抑郁症

抑郁症还有一种类型被称为微笑型抑郁症，也叫阳光型抑郁症，这是一种经常被周围人忽略的类型，也是非常容易产生自杀风险的类型。

患有微笑型抑郁症的患者，虽然看起来在笑，但实际上内心极度抑郁，情绪低落，内心被沮丧、无望和孤独的情绪充满，每天都挣扎在情绪极度低落的深渊中。微笑型抑郁症具有隐匿性，这样的患者总是表现出积极乐观的情绪，给人正能量，人际关系良好，与人交往基本正常，所以很难被身边的人所感知到。而患者的微笑实际是患者面对社会、工作、亲友的一种伪装，是强颜欢笑。由于擅于隐藏自己的情绪，有时候就连患者自己也难以发觉自己得了抑郁症。患者一方面隐藏和压抑自己的真实感受，不愿意成为他人的负担，有较强的自尊心，经常强颜欢笑，另一方面却无法正确地面对压力和处理压力，碍于面子也不愿意找人交流和倾诉，从而使精神情绪出现恶性循环。这种病情可能会持续很长时间，直到病情恶化或者出现其他严重的身体症状才会得到诊断和治疗。

遇到这种抑郁者家人确实不太容易发现，通常通过询问和交谈，他才会吐露心声，把抑郁、痛苦的心情表达出来。这类抑郁患者往往偏于理性而少情绪化，一般拥有高学历、较高的社会身份和地位，即所谓的成功人士。

193. 面对有自杀倾向的患者时家人应该怎么办？

如果您的家人出现了悲观厌世的情绪，甚至出现种种过激的言行举动，该如何防范呢？

①重视患者发出的求救信号　这是最为重要的一点。在对患者产生的自杀的各种倾向有着正确充分认识的基础上，当我们发现患者种种“求救信号”，应当立刻采取干预措施，必要时向急救服务、危机热线求助。不要以为他们是在赌气、怨怼或是开玩笑。具有自杀倾向的人群心理素质往往较为脆弱，对旁人的反应也更加敏感，家人的漠视、冷言冷语往往是压垮他们的最后一根稻草。也不要发生“狼来了”的情况，要把每一次都当作患者发出的最后一次求救来对待。

②消除患者可能的自杀工具　要及时排除可能用于患者自杀的工具，如农药、安眠药、刀具、绳索、开放式阳台等。

③尽量避免有自杀倾向的患者独处　“被需要”是患者生存的动力。家人应当无条件地关爱、支持和陪伴有自杀倾向的患者，让他们感受到自己是被需要的、他们的存在是有意义的，从而激发其生存的信念。

④倾听患者的心声　耐心倾听患者内心的苦楚，充分给予情感支持。在和他们的谈话中，不要刻意地去回避“自杀”的话题，反而应该公开地讨论出来。对于有自杀倾向的患者来讲，能够勇敢说出自己的困惑、内心的烦闷，这就是极大的进步。要注意，在与患者进行沟通的时候，应秉持平等、尊重的原则，不要用任何刺激性的话语，要尽量安抚患者压抑的内心，稳定患者的情绪。

⑤帮助患者减轻压力　如果患者是因为面临巨大的压力，如失业带来的经济窘迫，依靠自身的力量无法解决，从而选择轻生，这时我们要对症下药，帮助他们分析现状，尽可能地提供经济、物质上的支持或生活上的陪伴，帮助他们顺利渡过难关。如果他们是因为罹患难以治愈的疾病，不想拖

累家人而选择轻生，也应给予正确的情志疏导，必要的时候寻求社会救助。

⑥密切关注患者的言行　对于有自杀倾向或者自杀未果的患者，为了防止自杀发生，家人应密切关注患者的一言一行，尤其是在社交媒体上的那些似乎是患者只写给自己的文字，如果发现自杀苗头应及时干预。同时尽量获取其网购信息，杜绝其掌握自杀工具。

第十二篇

如何预防更年期抑郁症?

194. 提高社会适应能力

（1）主动接触社会环境，积极适应社会环境

适应社会环境有主动和被动之分。被动适应会表现出对环境的无可奈何，产生消极、忧郁、焦虑甚至逃避等负性情绪；主动适应则能发挥自己的主观能动性和无限的创造力，努力克服各种困难，从而产生积极向上、愉快、满意、充实的正性情绪，这不仅能够使我们很好地适应环境，也有利于身心健康。

因此，我们首先要打开心门，积极主动地投入到社会环境中去，不管现实环境有多么令人不愉快，只有主动接触环境，才能认识环境和适应环境。有目的地进行一些有益的社会公益活动是一个很好的方法，可以有意识地锻炼自己，进一步认识自己，认清自己在社会环境中所处的位置。

（2）积极调整自我，提高应对技巧

在接触社会环境的过程中，肯定会遇到或产生社会环境与自身条件的矛盾与冲突。如果我们能够揣时度力，选择对我们身心健康有利的环境，抓住机遇，积极调整自我状态，学习相关技能，提高应对技巧，就能较快、较好地适应环境、融入环境，并取得他人的信任与自身的成功。

195. 放慢生活节奏

不知何时起，人们的生活节奏大大加快，各类竞争层出不穷，加班与熬夜逐渐成为很多人的生活常态。这种高速度、快节奏的生活，外加超时、超负荷的工作，严重影响了人们的身心健康，为此，放慢生活节奏、感受生活的自在美好成为人们迫切的需求。

慢生活是一种积极的生活方式，能让人们回归自然、轻松、和谐的状态。慢也是一种健康的心理状态，适当放慢节奏，重拾简单的生活乐趣，有助于帮助人们回归生活的简单本质，感受到精神上的富足。

196. 建立良好的人际关系

（1）广交良友

研究显示，经常和朋友保持交往的人，其精神状态远比孤僻独处的人好得多，尤其在境况不佳时，向好朋友倾诉一下内心的苦闷，互相交流一下最近的所感所悟，不仅可以缓解焦虑，还能让我们从不同角度去看待问题。所以说“朋友是良医”，交往一些阳光乐观、积极向上的朋友，可以帮助我们走出阴霾，避免孤独和离异感，减轻抑郁症状。

（2）处理好家庭和社会关系

处于更年期的人群一般上有老下有小，面对着来自生活和工作的压力，加之更年期激素水平的影响，很容易出现情绪失控。与家庭成员的和睦相处、相互理解非常重要，互相体谅与宽容在一定程度上能够避免抑郁状态的发生。

197. 做感兴趣的事

人不是万能的，我们不可能完美地完成所有事情，如果某一件事没有成功，不要气馁，要想办法提升自己的技能。从最感兴趣的事入手，或者寻找其他我们擅长的事情，更容易有成功的机会。工作之余，还可以给自己制定一些计划，有计划地做些能够获得放松、使自己快乐和自信的事情，比如周末打扫打扫房间、骑骑车、看看电影、听听音乐、逛逛街等。

日常要培养兴趣爱好，参加一些喜欢的活动，如绘画、园艺、烹饪或舞蹈等。这些活动可以帮助人们分散注意力，提升自我价值感，从而减轻抑郁症状。

198. 制定切实可行的工作计划

在工作中制定有细节的、明确的目标和计划。抑郁的人给自己制定的目标或计划，往往过于模糊和宏大，比如“我想富有”“我要出人头地”或者“我想不再孤独”；而不抑郁的人，则会计划“我打算每周给我的好朋友打个电话”“我准备读完这本小说”，等等。前者令人更加紧张、惶恐，后者让人更有踏实感、掌控感，事实上也更能促成改变。给自己制定一些小目标、小计划，社交成功带来的快乐和信心、计划成功后的成就感，会让我们很快摆脱抑郁焦虑的困扰。

199. 定期体检与积极治疗

步入更年期后，要做到定期体检，如有更年期相关疾病可以及早发现。心理健康与身体健康是相互依存、相互促进的。心理健康是身体健康的精神支柱，身体健康是心理健康的物质基础。有了健康的身体，才能培养出健康的心理。

在体检过程中，如果发现存在健康问题，应当在医生指导下，积极地采取干预措施，选用合理的治疗与保健方案，定期接受跟踪随访。

如果自身觉察出抑郁心态发生，要积极地采取干预措施。正确合理的宣泄途径非常重要，可以是与伴侣、朋友及亲人倾诉，也可以求助专业的心理治疗机构，使焦躁和抑郁的有害情绪得到合理释放。

200. 加强学习，提高认知

要做到合理预防更年期抑郁症，最基本的条件是对此疾病有正确、全面的认识。在更年期即将到来之际，要积极应对，学习相关的知识，提高对于更年期抑郁症的认知，对更年期及抑郁症产生全面的了解，保持乐观、开朗的心态。

如果您发现自己难以应对更年期抑郁症，不要犹豫，要去寻求专业帮助。心理医生、神经内科医生、妇产科医生等专业人士可以提供专业的建议和治疗，帮助您度过这个困难时期。

201.保持心理健康

（1）什么是心理健康

世界卫生组织给健康下的定义为“健康是一种身体上、精神上和社会适应上的完好状态，而不是没有疾病及虚弱现象”，从世界卫生组织对健康的定义中不难看出，心理健康包含了三个基本要素：躯体健康、心理健康、具有社会适应能力。预防更年期抑郁症，身心健康都要关注。

（2）心理健康的标准

美国心理学家马斯洛（A. H. Maslow，1908—1970）提出的心理健康的标准：

①有充分的适应能力；

②充分了解自己，并对自己的能力作恰当估计；

③生活目标切合实际；

④能保持人格的完整和谐；

⑤具有从经验中学习的能力；

⑥能保持良好的人际关系；

⑦适度地宣泄与控制情绪；

⑧在不违背集体意志的前提下有限度地发挥个性；

⑨在不违背社会规范的情况下，个人基本需求能恰当满足。

我们可以对照这些心理健康的标准，看看自己是否达标，如果未达标，看看有哪些地方能够得到改进，从而促进心理向更健康的方向发展，预防心理疾病的发生。

202. 热爱生活

保持心理健康需要能深切感受生活的美好和生活中的乐趣，要善于发现生活中的美，并积极憧憬美好的未来。可以通过参加各种社交活动、社区志愿工作或者日常运动锻炼，去探索发现生活中的幸福瞬间。或者培养一些兴趣爱好，在业余时间里要能够主动去做一些自己真正喜欢的事情，以纾解自己内心的负面情绪。

同时也需要意识到，压力也是生活的组成部分，并会以不同形式影响我们，只有在它让你感觉不舒服或痛苦时才会成为问题。我们需要正确坦然面对现实困难，及时调整自己的思想方法和行为策略，充分发挥自己各方面的潜力，适应各种不同的社会环境。

203. 如何预防更年期抑郁症复发？

不论男性还是女性，在更年期的时候，都会出现各种精神上、身体上的不适。要调理这场“危机”，预防更年期抑郁症复发，必须从多方面入手。

（1）坚持运动

预防更年期抑郁症复发很有效的一个方式，就是坚持运动，研究发现人体在运动的时候可以分泌多巴胺，多巴胺是一种神经传导物质，它能传递兴奋及开心的信息。所以适当运动，可以让人感到轻松和快乐。可以选择打篮球、打羽毛球或者跑步等比较安全的运动。

（2）营养均衡

很多女性认为多吃大豆类食物补充雌激素即可减轻各种更年期症状，其实维持身体健康不能只靠单一营养素，专家建议从天然食材中均衡地摄取营养。可以适当食用豆制产品，但需要保证营养均衡，同时还应适度补充钙、镁、维生素B群、维生素C和维生素E等，才能有效改善更年期症状和预防更年期抑郁症复发。

（3）体质调理

从中医角度来讲，更年期女性体质以阴虚火旺型为多见。临床常表现为心慌心悸、潮热盗汗、手足心热与心中烦热（也就是五心烦热），再加上面红泛赤而热。更年期女性的体质常常表现为热象，甚至冬天仅穿薄衣；而到了酷夏，天气炎热，加上心烦失眠、心肝火旺，潮热经此火上浇油，令人更加难受。平时饮食调理方面，可多食用含水分多的食物，如白木耳、黑木耳、秋葵、白萝卜、水梨等，都是能减轻更年期阴虚火旺表现的保健食品。另外，中药如玄参、生地黄、麦冬、天冬、黄精、玉竹等都具有滋阴清热的功效，当心悸与烦热潮红现象变得频繁时，也可以请中医师调整一下身体状态。而气郁体质易患抑郁症，除了必要的心理调节外，也可通过药物改善气郁体质，这对于预防更年期抑郁症复发十分重要。

（4）心理调节

退休后人们面临社会角色的改变，一时心理难以调适，压力增加，此时生活作息若不规律、不正常，易因失眠导致情绪不稳、人际关系变得紧张。建议处于更年期的朋友们，从生活减压与规律作息开始，预防更年期的不适，并进一步力行“活在当下”和“开心大笑”的生活哲学，放松地度过生命中的“第二个青春期”。同时家人和朋友也应该多多关心更年期人群，注意言语开导，解除他们的思想顾虑，预防更年期抑郁症的发生或复发。

204. 重视精神调摄

更年期抑郁症既有生理原因，又有社会心理因素，预防更年期抑郁症，日常要将精神调摄放到较为重要的地位。在精神方面做到几点：

①清静养神　精神调养乃养神之本。养神之法，在于静养；静养之要，在于养心。日常生活中应凝神敛思、处世达观，不要有太多不切实际的欲望。

②立志养德　坚定个人信念，加强道德修养，助人为乐。

③情绪乐观　培养开朗的性格，循理乐俗，知足常乐。

④心理平衡，消除嫉妒　日常加强修养，提高认识；克服私心，树立公心；学人之长，补己之短。